「健美同源」の新しい可能性を拓く

How to 美容鍼灸
ハウ　トゥ
Holistic Health Beauty Shinkyu

特別DVD付
刺針法がよくわかる
「二指推鍼法」の
動画収録！

一般社団法人
健康美容鍼灸協会理事長　北川 毅

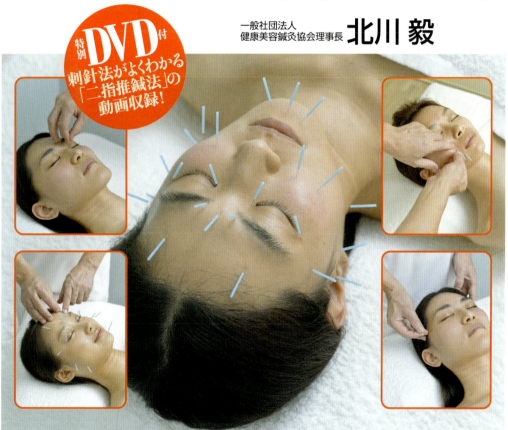

BAB JAPAN

はじめに

　この度は、9年ぶりに美容鍼灸関係の書籍を出版させていただく運びとなりました。はじめに、あらためて自己紹介をさせていただきます。
　私の職業は鍼灸師で、今からちょうど20年前の1997年に、東京の港区に鍼灸治療院を開業しました。妻が美顔や痩身などの美容の施術を専門に行っていたことから、私は美容という分野に関心を持つようになりました。そして、「健康」と「美」の関係性に着目して「健康美容鍼灸」という着想を得るに至り、美容目的の鍼灸の研究と実践に取り組んできました。
　2008年、拙書『健康で美しくなる美容鍼灸』（BABジャパン）が刊行されると、鍼灸の業界には美容鍼灸ブームとも呼べる現象が起こり、私は一躍「美容鍼灸のパイオニア」「美容鍼灸の第一人者」と呼ばれるようになりました。
　その後、私が実践する健康美容鍼灸（Holistic Health Beauty Shinkyu）は世界へと広がり、2010年には、アジア最高峰のスパである「チバソム・インターナショナル・ヘルス・リゾート」（タイ）にゲストコンサルタントとして招聘され、2012年からは、中東の某国の国王様のお体のケアに携わらせていただいています。
　2015年には、専門学校浜松医療学院の副校長に就任し、本校では、毎年「健康美容鍼灸講座」を開講しています。また、同年、「ホテル椿山荘東京」の「悠YOU, THE SPA」内で「東京健康美容鍼灸院」をプロデュースし、2016年には、東京港区に、日本初のインターナショナル鍼灸院である「東京インターナショナル鍼灸院」をプロデュースしました。そして今年は、「ザ・ペニンシュラ東京」より、スパのゲストセラピストとして招聘されました。同時に、日本全国はもとより、ヨーロッパやアメリカにおいても、健康美容鍼灸に関するセミナーを随時開講しています。

　このように私は、鍼灸師として様々な仕事に携わっており、多忙を極めていますが、それにはいくつかの明確な理由があります。
　1つは、私が鍼灸治療だけではなく、美容目的の鍼灸を行っているということです。現在、「スパ」と呼ばれる施設が世界中で流行っていますが、スパとは健康と美の増進施設であることから、「美容」という要素が不可欠です。また、世界各地のスパでは、美容に関する施術の需要が極めて高い

というのが実情です。そして、訪日旅行客が急増する現状において、美容目的の鍼灸は、国内外のホテル内のスパでは高い訴求力があります。

　２つめは、決して上手とは言えないながらも、私が日常生活に困らない程度の英語を話すということです。このことは、英語を駆使することで、日本の鍼灸の需要はまだまだ大きく拡大できる可能性があることを示唆しています。また、ホテル内のスパでは、英語が必須となります。

　そして、３つめは、これは鍼灸師として最も重要なことであると考えますが、美容目的の鍼灸ばかりでなく、鍼灸治療においても着実な結果を出し、実績を積み重ねてきたということです。私は世界各地に依頼人を抱えていますが、その多くは、美容目的の鍼灸ではなく、日本の鍼灸治療を依頼されます。

　このように、日本国内ばかりでなく、世界中の人々を対象とし、鍼灸治療で着実な結果を出し、美容目的の鍼灸も行うことで、日本の鍼灸（Shinkyu）はその可能性を大きく広げることができるのです。

　さらに、美容という新しい利用目的によって鍼灸の需要が拡大すれば、より多くの方々に、鍼灸の真価を知っていただき、利用していただくことができるであろうという発想から、私は、今から９年前に前記の著書を通じて「美容鍼灸」というコンセプトを提唱しました。

　そして、その発想は現実のものとなり、鍼灸はその需要を大きく拡大することができましたが、同時に、予想もしなかった不測の事態も起きるようになりました。私の発想とは裏腹に、鍼灸の「本質」からかけ離れた様々な形態の美容鍼灸（？）が巷で横行しているというのが、現状ではないでしょうか。

　私が提唱した「美容鍼灸」という概念は、「鍼灸」ありきであって「美容」ありきではなく、「美容を専門にやりましょう」という発想でもありません。治療ばかりでなく、美容ばかりでもなく、鍼灸は、「治療」「健康の維持・増進」「美容」という利用者の幅広い需要に応えることができるものです。

　そして、このうちの「美容鍼灸」とは、文字通り「美容を目的とした鍼灸」あるいは「鍼灸による美容」であり、「鍼」と「灸」のみを用いて完結する

ことができなければ、「美容鍼灸」と呼ぶに相応しいとは言えません。「美容鍼灸」とは、あくまでも「鍼灸」であるべきです。したがって、本書では食養生については少し触れていますが、鍼灸、東洋医学、美容、美容医療に関すること以外は一切取り扱っていません。

　美容という利用目的にはエンドポイントがないことから、私たちは、美容鍼灸を通じて定期的、継続的に鍼灸院を訪れる利用者の健康の維持、増進に寄与することができ、現代社会において、利用者の「養生」と「治未病」を実現することができるのです。そして、一義的な利用目的が美容であった場合にも、鍼灸の施術を通じて「養生」や「治未病」を実践し、利用者を病気にさせないことが、治療家としての私たちの本来の使命ではないでしょうか。

　このように、適応疾患の治療から、健康の維持・増進、美容までの施術を、利用者の要望に応じて、臨機応変かつ総合的に提供する鍼灸の新しい実践方法が「健康美容鍼灸」という発想であり、「美容鍼灸」はそのうちの1つの要素として位置付けられるものです。

　技術面においては、本書では、顔面部に対して円滑で合理的な刺針を行うことを目的として考案した「二指推針法」という刺針法と、顔面部・頭部の経穴に対する刺針の実際を中心に解説しています。二指推針法は、鍼管を使用せずに、斜刺や横刺での刺針においても極めて柔軟で合理的な刺針を実現する刺針法であり、ぜひ日常の臨床に取り入れていただきたいと思います。

　現代社会では、PC（パーソナルコンピュータ）やスマートフォンなどの電子機器の使用やストレスに起因して、昔はあまり見られなかった疾患や症状が増えています。そして、眼精疲労、ドライアイ、顎関節症、緊張性頭痛、後頸部や背部の重度の凝りや疼痛、イライラ、不眠など、頭部や顔面部に発症する疾患や症状が少なくありません。一方、顔面部・頭部の経穴は、局所の疾患や症状に対して作用する経穴が多いことから、これらの経穴に円滑で安全に刺針を行うことができれば、鍼灸治療の適応範囲を広げることもできるでしょう。技術的なことについては、書籍だけではわか

りにくいこともあるため、今回は動画を収録したDVDが付きました。

　この度は、実にたくさんの方々のご協力によって、本書を完成させることができました。この場をお借りして、皆様に私からの謝意を述べさせていただきたいと存じます。

　はじめに、この度、このような出版の機会をくださいましたBABジャパンの東口敏郎社長と編集作業にご尽力くださった森口敦氏に厚く御礼申し上げます。

　美容に関係する解剖、生理、および美容医療に関する私の知識不足から、第3部Chapter14「現代医学と美容医療」の原稿は、協力というかたちで、私の美容医療に関する師であり畏友、美容外科医の西田真先生にご執筆いただきました。西田先生が執筆くださった内容は、一般の鍼灸師には知り得ない内容も多く、鍼灸師の養成施設でも教わることのできない内容ばかりです。西田真先生、ご協力誠に有り難うございました。

　そして、私の実践する美容鍼灸を高くご評価くださり、定期的、継続的に利用してくださっているヘアメイクアーティストの藤原美智子氏が、本書の帯に推薦の言葉を寄せてくださいました。藤原美智子先生、誠に有り難うございました。

　写真撮影にご協力いただきましたWINDS MODELSの小野友倫恵社長とモデルの皆さん、本当に有り難うございます。お陰様でとても洗練された数々の写真を使用することができました。また、同業者（鍼灸師）として、技術解説の写真のモデルを引き受けてくれた後藤瑞季さん、DVDのモデルを引き受けてくれた廣橋久美子さん、有難うございました。

　皆様のお陰様をもちまして、本書は完成にこぎ着けることができました。心より感謝申し上げます。そして、本書が美容鍼灸の健全な発展と鍼灸の普及と発展に少しでも寄与することができれば、私にとりましては望外の喜びです。

北川　毅

Contents

はじめに ——— 2
付録DVDの収録内容について ——— 10

第1部　美容鍼灸概論

Chapter 1 —— 美容鍼灸の概念と本質 ——— 11
美容と鍼灸 ——— 12
美容鍼灸の定義と目的 ——— 13
美容鍼灸の利用者 ——— 16
美容鍼灸の沿革 ——— 17
美容鍼灸の功罪 ——— 19
日本鍼灸と美容鍼灸 ——— 21

Chapter 2 —— 健康美容鍼灸とは ——— 23
健康美容鍼灸の概念 ——— 24
美容鍼灸と健康美容鍼灸 ——— 28
健康美容鍼灸の定義と特徴 ——— 29
現代社会に求められる鍼灸 ——— 30

Chapter 3 —— 美容鍼灸の基本原則 ——— 33
美容鍼灸の原則 ——— 34
①美容・健康・治療を一連で一体のものとして認識 ——— 34
②整体観念を重視し、本を追求 ——— 36
③個体特性と病態特性を重視 ——— 38

Chapter 4 —— 顔面部の刺針におけるリスクと注意点 ——— 41
美容鍼灸のリスク ——— 42
皮下出血 ——— 44
疼痛 ——— 47
効果 ——— 47

第2部　実践編

Chapter 5 ── 二指推鍼法の特徴 ── 49
顔面部の施術 ── 50
養顔鍼法 ── 50
施術の刺激量と鍼灸針の選択 ── 52
短針 ── 54
二指推鍼法の特徴と利点 ── 57

Chapter 6 ── 二指推鍼法の実践 ── 63
二指推鍼法の実際 ── 64
二指推鍼法の持針法 ── 64
二指推鍼法の手順 ── 65
二指推鍼法の刺針の要点 ── 67
立ち位置と姿勢 ── 68

Chapter 7 ── 二指推鍼法トレーニング ── 71
母指と示指をトレーニングする ── 72
紙コップを利用したトレーニング ── 72
二指の可動域を向上させるトレーニング ── 75

Chapter 8 ── 顔面部の経穴への刺針 ── 83
必須となる顔面部への刺針 ── 84
顔面部に対する刺針の注意点 ── 85
印堂穴への刺針 ── 86
太陽穴への刺針 ── 88
晴明穴への刺針 ── 90
攢竹穴への刺針 ── 93
瞳子髎穴への刺針 ── 96
陽白穴への刺針 ── 98

Chapter 9 ── 頭部の経穴への刺針 ── 101
頭部の薄い組織への刺針 ── 102
曲差穴への刺針 ── 102
率谷穴への刺針 ── 104

Chapter 10 ── 二指推鍼法による体幹部への刺鍼 ── 107
- 体幹部の刺鍼への応用 ── 108
- 肩甲骨上角・内側縁付近への刺鍼 ── 110
- 背部への刺鍼 ── 112
- 鎖骨下部への刺鍼 ── 113
- 胸鎖乳突筋への刺鍼 ── 114

第3部　理論編

Chapter 11 ── 気・血・津液と美容 ── 115
- 気・血・津液とは ── 116
- 気と美容 ── 116
- 気の種類 ── 120
- 血と美容 ── 121
- 血の異常と美容上のトラブル ── 123
- 津液と美容 ── 124

Chapter 12 ── 五臓の生理機能と美容 ── 127
- 臓腑と臓器 ── 128
- 五臓 ── 129
- 臓腑と美容 ── 130
- 五行学説と臓腑 ── 131
- 肝の生理機能と美容 ── 131
- 心の生理機能と美容 ── 138
- 脾の生理機能と美容 ── 141
- 肺の生理機能と美容 ── 147
- 腎の生理機能と美容 ── 152

Chapter 13 ── 東洋医学の体質分類と美容 ── 159
- 体質分類と養生 ── 160
- 体質と灸法 ── 161
- 体質と食 ── 161
- 体質と養生 ── 162
- 東洋医学の体質分類 ── 163
- 気、血、津液 ── 165
- 陰陽と気、血、津液 ── 165
- 東洋医学の体質分類 ── 166

Chapter14 —— 現代医学と美容医療 〈執筆・西田真〉 —— 185
- 老化とは何か —— 186
- 顔面部のアンチエイジングで考えるべき解剖生理 —— 188
- 皮膚の老化と美容医療 —— 189
- 表情筋の老化と美容医療 —— 192
- 筋膜（SMAS）の老化と美容医療 —— 194
- 靱帯の老化と美容医療 —— 196
- 美容外科医の考える、鍼灸とのコラボレーション —— 197

第4部　資料編

Chapter15 —— 頭顔面部の主要経穴 —— 199
- 頭顔面部の経穴（一覧） —— 200
  - ◎手陽明大腸経 —— 202
    - 迎香
  - ◎足陽明胃経 —— 203
    - 承泣／四白／巨髎／地倉／大迎／頰車／下関／頭維
  - ◎手太陽小腸経 —— 211
    - 顴髎／聴宮
  - ◎足太陽膀胱経 —— 213
    - 睛明／攢竹／眉衝／曲差
  - ◎手少陽三焦経 —— 217
    - 翳風／瘈脈／顱息／角孫／耳門／和髎／絲竹空
  - ◎足少陽胆経 —— 224
    - 瞳子髎／聴会／上関／頷厭／懸顱／懸釐／曲鬢／率谷／本神／陽白／頭臨泣
  - ◎督脈 —— 235
    - 百会／前頂／顖会／上星／神庭／水溝
  - ◎任脈 —— 241
    - 承漿
  - ◎経外奇穴 —— 242
    - 四神聡／印堂／魚腰／上明／太陽／球後／上迎香／俠承漿／翳明

おわりに —— 252

How to 美容鍼灸〈DVD〉(27分)

　本書で紹介する二指推鍼法のやり方と、そのトレーニング方法、頭顔面部への実際の刺針など、書籍だけではわかりにくい部分をDVDに収録した動画で見ることができます。本書と合わせてご覧いただくと、さらに理解しやすくなるでしょう。

Contents

- 使用する鍼灸針
- 二指推鍼法の利点
    利点① 正確で迅速！
    利点② 柔軟で合理的！
    利点③ 鍼管が不要！

- 二指推鍼法の刺針の要点
    POINT ① しっかりと針柄を持つ
    POINT ② 針尖を皮膚に軽く当てる
    POINT ③ 勢いに依存せず、真っすぐに刺す

- 二指推鍼法のトレーニング
    紙コップを利用したトレーニング
    可動域を向上させるトレーニング

- 顔面部の経穴に対する刺針の実際
    印堂 / 太陽 / 睛明 / 攅竹 / 瞳子髎 / 陽白

- 頭部の経穴に対する刺針
    眉衝 / 率谷

- その他、柔軟な刺針が可能
    鼻通 / 胸鎖乳突筋 / 鎖骨下部

第 1 部

美容鍼灸概論

Chapter 1
美容鍼灸の概念と本質

美容と鍼灸

　鍼灸は、特定の症状や疾患の治療を目的とした治療行為として古代の中国に発祥し、今日まで広く行われてきました。
ところが、近年、その鍼灸が「美容」という新しい目的で利用されるようになり、「美容鍼灸」と呼ばれる新しい形態の鍼灸が、利用者からも専門家からも注目を集めるようになりました。美容とは、容姿を美しくすること、すなわち、人体の外見美の維持・増進・回復を目的として、顔や体形、肌などを整えることです。
　したがって、専ら「治療」を目的として行われてきた従来の「鍼灸治療」に対して、「美容鍼灸」とは、容姿を美しくすることを目的として行われる鍼灸、あるいは鍼灸を美容目的に用いることです。

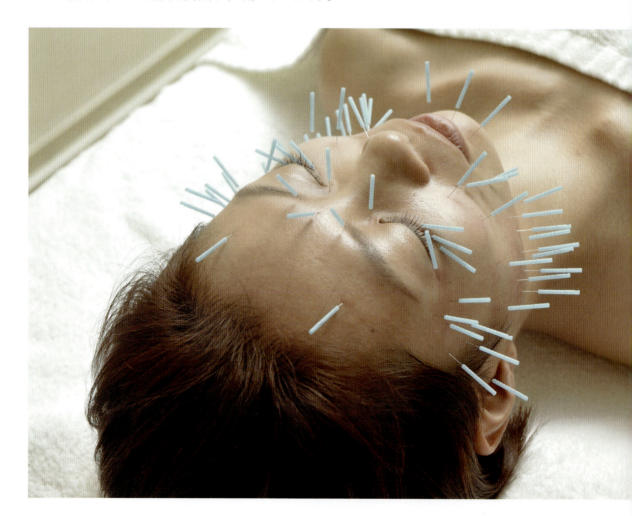

例えば、利用者が肩こりや腰痛を改善したいという目的によって鍼灸を利用した場合には、その鍼灸は「鍼灸治療」として位置付けられます。一方、例えば、顔のたるみや小皺を改善したいという美容目的によって利用した場合には「美容鍼灸」として位置付けられることになります。

　美容には、美顔、痩身、バストアップ、ヒップアップ、美脚などの分野があります。そして、鍼灸もそれらを目的として利用されていますが、現状では、特に美顔を目的とした鍼灸が世界各地で高い注目を集めており、主として、顔面部のたるみ、小皺、くま、くすみ、浮腫などの皮膚の老化、代謝不良、血行不良に起因する症状に対して積極的に利用されています。

＊ 美容鍼灸の定義と目的

　美容を目的とした鍼灸は、この10年ほどの期間に急激な規模と速度で普及しました。そのため、美容鍼灸はまだ新しい未成熟な分野の鍼灸であり、現時点では、美容鍼灸の「定義」というものもおおよそ見当たりません。

　日本国内に存在する美容鍼灸の定義としては、一般社団法人健康美容鍼灸協会（http://www.hhbsa.org）が策定した下記のような定義が存在します。

> 美容鍼灸の定義（一般社団法人健康美容鍼灸協会）
> 「美容を一義的な目的として行われる鍼灸、あるいは鍼灸による美容」

＊ 美容鍼灸とは？

　美容鍼灸と一般的な鍼灸治療との違いは鍼灸の利用目的であり、従来の「鍼灸治療」が専ら「治療」を目的として行われてきたことに対して、「美容鍼灸」は「美容」を目的として行われる鍼灸であることを、上記の定義は明示しています。

　また、鍼灸の施術では、例えば、肩こりや生理痛の治療を行う過程で、利用者の肌の状態が改善されていく場合があり、反対に、美容鍼灸を行う過程で、利用者の体調が改善されていく場合もあります。この定義において、美容が「一義的な目的」とされているのは、このように、鍼灸は常に「治療効果」と「美容効果」を同時に発揮する場合があることが理由です。

　上記のように、美容目的の鍼灸は、この10年間で急速に普及しました。そして、同時に、その手法は多様化しています。昨今では、エステティックの施術に鍼灸を組み合わせた手法、フランス式、アメリカ式など、様々

な形態の美容鍼灸が行われるようになりました。

　しかし、これらの手法を全て「美容鍼灸」と呼ぶことが妥当であるかどうかは疑問です。例えば、顔面部のクレンジングや美顔マッサージを念入りに行い、申し訳程度に顔面部に刺鍼を行うような手法を「美容鍼灸」と呼べるでしょうか。

　鍼灸とは「鍼」と「灸」による施術であり、美容鍼灸は「鍼灸」の一分野です。したがって「鍼」と「灸」による施術として成立していなければ、その施術を「美容鍼灸」と呼ぶことはできません。鍼灸の本質から逸脱したものも含めて、全てを「美容鍼灸」として認めてしまっては、美容鍼灸自体が鍼灸の本質を失ってしまう結果となるでしょう。

　昨今では、キャリアアップを目指して、鍼灸の専門学校に入学し、鍼灸に関する知識と技術を学び、鍼灸師の国家資格を取得して業務に携わる美容の専門家も増えています。そのため、エステティックと鍼灸を組み合わせた手法も、新しい美容の一分野として認知することはできるでしょう。また、筆者にもそれを否定する意図はありません。

　しかし、このような手法は「鍼灸エステ」とでも標榜すべきでものであり、鍼灸の一分野として認められるものではありません。鍼灸および美容鍼灸の健全な普及と発展を考慮した場合には、「美容鍼灸」と「鍼灸エステ」は明確に区別することが不可欠です。

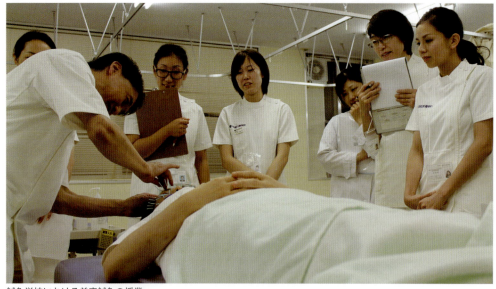

鍼灸学校における美容鍼灸の授業

美容鍼灸の目的

> 美容鍼灸の目的
> 「人体の自然美の維持、増進、回復をはかること」

　人体の自然美とは、「自然な状態における人体の美しさ」という意味です。そして、美容鍼灸の目的は「人体の自然美」を獲得することです。本来は治療行為であった鍼灸が、美容を目的として用いられるようになったのは、美容鍼灸が目標とする人体の「自然美」が「健康」と深く関係していることが大きな理由でしょう。

　例えば、「お顔のお肌がきれい」という言葉は、自然な状態における肌の美しさを評価した言葉ですが、同時に、それは「顔面部の局所の皮膚の健康状態が良好である」ということを意味しており、健康状態も評価しています。つまり、人体の「自然美」と「健康」とは、おおよそ同じことを意味しているのです。

　また、東洋医学には「蔵象学説」という内臓の生理機能と病理変化のメカニズムに関する理論が存在します。「蔵象」の「蔵」は「蔵する」という意味で、人体の内側に納められている「五臓」（肝・心・脾・肺・腎の5つの内臓）を指しています。そして、「象」は「現象」という意味であることから、「蔵象」とは体表に現れた五臓の生理機能や病理変化の「外在現象」を意味しています。

　蔵象学説では、人間の体は、独立した部分の集合体ではなく、体の各部が有機的に連携することで全体として機能する「統一体」であると認識されています。そして、体の内側に隠されている五臓と外側である体表も有機的に結び付いており、五臓の健康状態は、経絡現象などの生理機能を通じて、様々な形で体表に反映されると認識されています。

　最も人目につきやすいことから、顔面部は審美上非常に重要な部位として位置付けられています。一方、蔵象学説では、顔面部は「五臓を映す鏡」とされており、内臓の健康状態は顔色や顔面部の皮膚の状態に如実に反映されると考えられています。したがって、顔面部の美しさを維持・増進するためには、内臓の健康状態を保つことが不可欠であり、内臓の健康状態が損なわれた場合には、外見的な美しさも損なわれていく可能性があります。

　また、同様の認識から、東洋医学では、顔色や皮膚の状態を観察する「望診」と呼ばれる診断法によって体の内側にある内臓の健康状態が診断されます。それは、美容の分野においては、「審美」そのものと言えるでしょう。

東洋医学の知識体系では、このように、何千年も昔から、人体の自然美は健康を基礎として成立するものであると認識されてきたのです。

　一方、美容には様々な手法と専門分野が存在し、容姿を美しくするための行為は、いずれも美容と呼ばれています。
　例えば、「装飾美容」と呼ばれる手法は、人体に化粧やパーマネントなどの装飾を施すことで容姿を美しく見せる手法であり、「美容医療」の分野では、整形手術のような手法が用いられる場合があります。そして、このような手法によって獲得された外見美は、「装飾美」や「整形美」と呼ばれるもので、同じく人体の美であっても、「健康」とはおおよそ無関係です。
　これに対して、上記のように、人体の「自然美」は健康を基礎として成立するものであり、「美」と「健康」はおおよそ同じことを意味しています。「自然美」という概念では、「健やかな体は美しい」「健康は美、美は健康」と認識され、人体の自然美の維持、増進、回復をはかることは、すなわち、健康の維持、増進、回復をはかることでもあります。
　そして、このような認識に基づいて実践することで、鍼灸は、健康の維持、増進、回復ばかりでなく、人間の自然美の維持、増進、回復に役立てることができ、それこそが美容鍼灸の本質です。つまり美容鍼灸の最大の利点と特徴は、美と健康を同時に獲得できることだと言えるでしょう。

✳ 美容鍼灸の利用者

一般的な鍼灸治療は、特定の症状や疾患の治療を目的として行われるため、施術の対象となる鍼灸の利用者は、全て「患者」として位置付けられてきました。そして、患者さんがお帰りになる時には、一般に、「お大事にどうぞ」とご挨拶をします。
　一方、美容鍼灸では、多くの場合に利用者は健常者であり、「患者」ではなく「顧客」として位置付けられることになります。そして、美容鍼灸の利用者は、特定の症状や疾患の治療を目的として来院してはいないため、お帰りになる時に「お大事にどうぞ」というのは不自然です。施術が行われる場所が鍼灸院であっても、美容を目的として来院した場合に、「お大事にどうぞ」と言われては、利用者は当惑してしまうことになるでしょう。これまで鍼灸治療に専念されてこられた場合には、違和感を感じられるであろうと推察されますが、顧客としての美容鍼灸の利用者がお帰りになる時には「有難うございました」とご挨拶するのが適切でしょう。
　従来は行っていなかった美容を目的とした鍼灸を行った場合には、この

ように、従来にはなかった新しい利用者層が生まれることになります。そのため、美容鍼灸を行うことで、鍼灸院には「患者」と「顧客」の2種類の利用者が来院するようになるということを認識し、利用者の性質に応じた適切な対応を行うことが求められます。

美容鍼灸の沿革

　美容目的の鍼灸は、一般の間でも専門家の間でも、今ではすっかり認知され、「美容鍼灸」という言葉も当たり前に使われる時代になりました。しかし、今となっては意外なことかも知れませんが、ほんの十数年前まで、鍼灸の世界には「美容鍼灸」という言葉は存在していませんでした。美容目的の鍼灸が一般的に行われるようになったのは、実はごく最近のことであるというのが実情です。

　その大きな理由は、治療法としての長い歴史と伝統があることから、従来の鍼灸の世界では、鍼灸を美容目的に用いることが蔑視あるいはタブー視される傾向が強かったことでしょう。そのため、10年以上前には、美容を目的とした鍼灸を行っていたことで、筆者は「志が低い」「邪道」「低俗」などと酷評されることが多々ありました。また、現在でも、一部の専門家の間には、治療家が美容の業務に携わることに対する根強い抵抗感があるようです。

　しかし、上記のように、人間の自然美は、鍼灸の本来の目的である健康と深く関係していることから、美容を目的とした鍼灸が否定される理由はありません。

　「美容鍼灸」という言葉自体が存在しなかった時代、美容を目的とした鍼灸を啓発していくためには、美容というものに対する誤解や偏見を解消し、美容を目的とした鍼灸を行うことの意味と意義に対する理解を得ていく作業が必要でした。

　そして、このような状況のなかで、その絶好の機会に恵まれる幸運が筆者に訪れました。医道の日本社において『医道の日本臨時増刊 No.11　美容と鍼灸』という臨時増刊号が企画され、2006年8月に出版することが決定したのです。それは、美容と鍼灸を題材とした日本初の出版物であり、美容目的の鍼灸に対して否定的な風潮があった当時としては、極めて画期的な出来事でした。そして、筆者はその序文に相当する「Chapter1 なぜ、鍼灸で美容なの？」を執筆し、美容を目的とした鍼灸を行うことの意味と意義を広く伝えることができました。

前掲書の編集は難航しました。何故なら、当時は美容を目的とした鍼灸を実際に行っている専門家が皆無に等しい状況だったからです。本書の編集に際しては、美容を目的とした鍼灸に関する様々な調査が行われましたが、「Yahoo! JAPAN」や「Google」などのインターネットの検索エンジンで、「美容」と「鍼灸」という2つのキーワードをかけ合わせて検索しても、得られる情報は10件にも満たないような状況でした。

　そこで、前掲書は、当時の鍼灸界を代表する著名な先生方が、美容という角度から、鍼灸の効果や可能性に関する記事を執筆されたことで、ようやく一冊の出版物として完成するに至りました。

　こうして、『医道の日本臨時増刊 No.11　美容と鍼灸』が刊行されると、日本の鍼灸の世界には「異変」とも言うべき現象が起きました。この臨時増刊号の初版は短期間のうちに完売して異例とも言える売れ行きを記録し、それまで蔑視あるいはタブー視されていた美容目的の鍼灸は、一転して大きな注目を集める結果となりました。そして、このように話題を集めたことで、上記のような筆者の念願は、予想をはるかに上回る規模と速度で実現し、鍼灸の歴史上に「美容鍼灸」という言葉が誕生しました。筆者にとって、それは、まさしく、真っ黒な状態であったオセロゲームが、一瞬にして真っ白に変わったような大逆転でした。

　さらに、その後に刊行された拙書『健康で美しくなる美容鍼灸』（BABジャパン）はベストセラーとなり、日本の鍼灸界には美容鍼灸ブームとも呼べる現象が起きました。まだ美容鍼灸という言葉や概念が存在しなかった当時の状況については、これらの2冊をご一読いただければご理解いただくことができるでしょう。

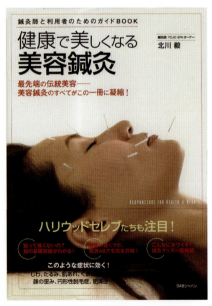

『健康で美しくなる美容鍼灸』（BABジャパン）

　『医道の日本臨時増刊 No.11　美容と鍼灸』の出版を起点として、美容目的の鍼灸を行う鍼灸師が急激に増加しました。そして、それまでは蔑視やタブー視をされていた美容目的の鍼灸が積極的に

行われるようになったことで、鍼灸は新しい利用者層を生み出すことができました。

また、従来の鍼灸には、「古臭い」「怪しい」「わかりにくい」などというネガティブなイメージもありましたが、鍼灸が美容と結び付いたことで、一般消費者の鍼灸に対するイメージは向上し、健康・美容産業における鍼灸の認知度も大幅に向上しました。さらに、鍼灸師の職域は、従来の治療院や医療機関ばかりでなく、スパ、リラクゼーションサロン、美容サロン、美容外科などの新しい領域に幅広く拡大しています。美容鍼灸という新しい分野の鍼灸は、ほんの十年ほどの期間で、鍼灸の需要と鍼灸師の職域を大幅に拡大し、鍼灸のイメージを向上させ、さらには、鍼灸界全体に対して多大な経済効果をもたらせたと言えるでしょう。

『医道の日本臨時増刊 No.11　美容と鍼灸』の出版以前の状況に対し、現在（2017年2月7日現在）では、インターネットの検索エンジンで、「美容」と「鍼灸」という2つのキーワードをかけ合わせて検索すると、「Yahoo! JAPAN」では約155万件、「Google」では約143万件もの情報がヒットするまでになっています。

＊ 美容鍼灸の功罪

一方、美容鍼灸があまりにも急激に普及したことで、様々な不測の問題も起きました。最も大きな問題は、十分な知識、技術、経験を身に付けることなく、唐突にこの分野の鍼灸を行う鍼灸師が後を絶たなくなったことです。また、ベテランの鍼灸師たちの多くが、比較的に保守的で、美容鍼灸に対して消極的あるいは否定的な姿勢を示すなか、その機に乗じて暴走する駆け出しの鍼灸師や未熟な鍼灸師たちが現れました。

前述の通り、美容鍼灸は新しい分野の鍼灸であり、未成熟な分野であることから、先人や指導者がおおよそ存在していません。そのため、この新しい分野では、こうした状況に乗じた未熟な鍼灸師たちが鍼灸の本質を無視して跋扈しているというのが現状です。

さらには、美容鍼灸の「パイオニア」や「ベテラン」を自称する鍼灸師も少なからず見受けられるようになりましたが、上記のように、日本において美容目的の鍼灸が広く行われるようになったのは、2006年の『医道の日本臨時増刊 No.11　美容と鍼灸』の出版以降のことであるというのが実情です。

たとえ美容の分野であっても、鍼灸の一分野は浅薄でインスタントなも

のであってはなりません。また、正しい知識、一定の技術力と経験を持たずに、美容鍼灸の施術を行った場合には、不満足な結果や皮下出血等によるトラブルを引き起こし、利用者が不利益を被る可能性が危惧されます。

　これまで繰り返して述べてきた通り、美容鍼灸は美容を目的とした「鍼灸」あるいは「鍼灸」による美容であり、新しい鍼灸の一専門分野です。そして、この分野の鍼灸が、健全な普及と発展を遂げていくためには、利用者に対して「満足」「安全」「安心」の施術を提供し続けていくことが必要です。したがって、美容鍼灸を実践する鍼灸師が、必ずこの分野に関する正しい知識と一定の技術力を身に付けることが、必要不可欠な条件であると言えるでしょう。

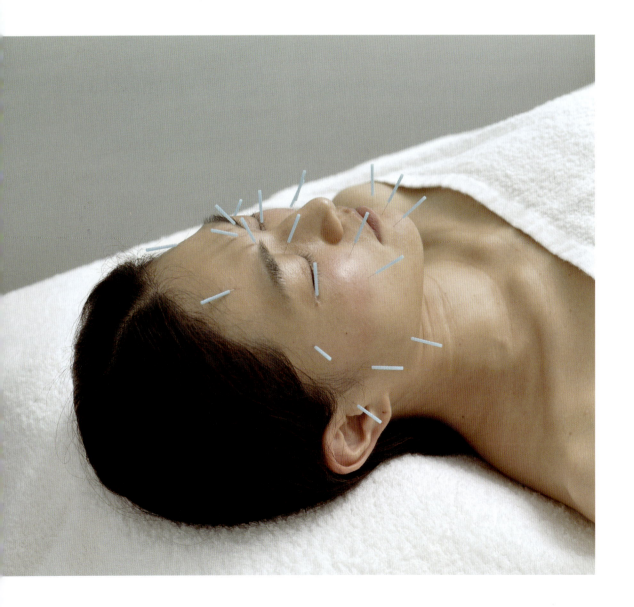

日本鍼灸と美容鍼灸

　世界各地において、筆者が鍼灸の施術と教育活動を行うなかで、諸外国の利用者や生徒たちが、日本の鍼灸に対して高く評価することの1つは、他の国々の手法と比較して、圧倒的に「丁寧」で「繊細」であるということです。そして、このことは流派に関わらず、おおよそ全ての日本鍼灸に対する評価です。

　鍼灸の臨床では、他人の体に対して、刺針や火を用いた施灸が行われます。そして、極めて低い侵襲性であっても、針を刺すという行為は第三者に対する侵襲行為に類する行為であり、利用者が施術に対して恐怖感を持っている場合も少なくありません。そのため、丁寧で繊細という要素は、鍼灸の臨床において、極めて重要な要素であると言えるでしょう。

　一方、最も人目に付きやすい顔面部に対して刺針を行う機会が多いことから、美容を目的とした鍼灸では、特に丁寧で繊細な技術が求められます。同時に、丁寧で繊細な日本の鍼灸の本領が最も発揮される分野であると言えるでしょう。

　このような実情から、日本国内では、フランス式、アメリカ式などの美容鍼灸が行われている一方で、筆者らが提唱する日本発の美容鍼灸のコンセプトと手法は、現在、世界各地の専門家たちから注目され、毎年、アメリカやヨーロッパなどの海外の国々で実技講習を実施しています。これらの講習はいずれも盛況で、例えば昨年にスペインのバルセロナで行われた3日間集中セミナーには、スペインのみならず、フランス、イタリア、ベルギー、デンマーク、アメリカ、ブラジルなどから30名の専門家が参加されました。

　一方、リクルートが先頃実施した訪日経験のあるアジア女性800人を対象としたアンケート調査では、「美容に関して憧れる国」として、日本が韓国やフランスを抜いてトップとなり、約半数が日本の美容室やエステティックサロンを訪れたいと回答しています。

　日本国外からの訪日旅行客を指す言葉として「インバウンド」という言葉がありますが、このような現状から、旅行業界や美容業会では、昨今、これをもじった「美ンバウンド」という造語も使われるようになっています。日本は、もの作りや料理ばかりでなく、サービスの分野においても世界の注目を集め始めているということです。

　このような美ンバウンド時代において、私たち日本の鍼灸師は、日本特

有のコンセプトの鍼灸を、世界に対してより積極的に提唱していくべきではないでしょうか。「美ンバウンド」という言葉が流行るのであれば、「鍼バウンド」というコンセプトがあって不思議はないでしょう。将来的には、訪日旅行客の多くが、日本の鍼灸治療院を訪れたいと希望する日が来るかもしれません。

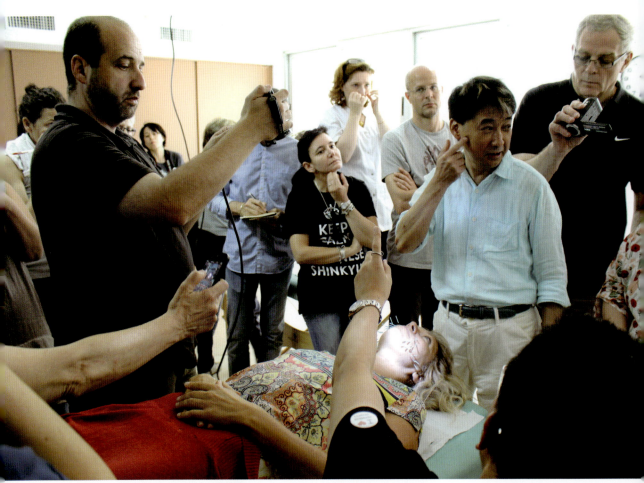

バルセロナで行われたセミナーの様子

第1部

美容鍼灸概論

Chapter 2
健康美容鍼灸とは

＊ 健康美容鍼灸の概念

　「健康」、「治療」、「美容」には、それぞれに密接な関係があり、切り離して考えることはできません。例えば、健康状態が維持されていれば、治療は必要がありませんが、健康状態が損なわれてしまった場合には、何らかの治療行為が必要となります。

　一方、前述の通り、東洋医学では、人間の自然美は健康を基礎として成立するものであると認識されており、例えば、円形性脱毛症のような容姿に悪影響を与える疾患の治療は、健康状態の回復よりも容姿の回復、すなわち美容を目的として行われます。このように、健康、治療、美容は、常に一連で一体をなしています。

　「健康美容鍼灸」とは、このような、健康、治療、美容の関係に着目し、従来からの鍼灸の利用目的であった「適応疾患の治療」「健康の維持・増進」に「美容」という利用目的を加えて「健康」「治療」「美容」を3本柱とした新しい形態の鍼灸の実践方法です。

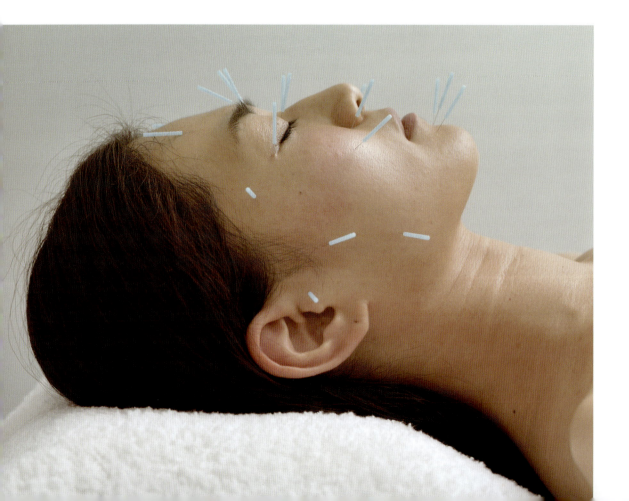

筆者は1997年の開業当時、妻が美顔や痩身などの美容の施術を専門に行っていたことから、美容という分野に関心を持つようになりました。そして、「健康」と「美」の関係性に着目して、このような「健康美容鍼灸」という着想を得るに至りました。「美しくなりたい」という願望は、女性の本質であることから、美容という分野には莫大な市場が存在します。しかし、当時、美容は、鍼灸の利用方法としては全く手つかずの領域でした。そこで、美容目的に応用することができれば、鍼灸には、その需要を大幅に拡大できる可能性があると考えられました。同時に、上記のように、健康、治療、美容は、一連で一体をなしていることから、美容という目的を加えることで、「健康」「治療」「美容」を3本柱とし、3者を一連で一体のものとして実践する新しい鍼灸の実践方法を確立することができるであろうと考えました。

　「健康美容鍼灸」という概念は、このような着想を基盤として、20年前に立てた構想です。そして、美容鍼灸が鍼灸の一分野として確立され、認知されたことで、健康美容鍼灸を実現できる条件は、今となって、ようやく整えることができたのです。

　美容目的の鍼灸を行うことには、実は、極めて大きな利点があります。治療行為とは異なり、美容という利用目的には「エンドポイント」がありません。例えば、腰痛症に対する鍼灸治療において、2回の治療で改善させたとすると、この患者さんと鍼灸師との関わりは2回の治療で完結することになります。一方、美容にはこのようなエンドポイントがないことから、利用者との間に、定期的、継続的な関係を築くことができ、それによって、鍼灸治療院の経営の安定化をはかることもできます。

　そして、さらに重要なことは、美容を目的として、利用者が定期的に来院することで、私たち鍼灸師は、美容ばかりでなく、利用者の「健康の維持・増進」と「疾病予防」に寄与することができるということです。つまり、鍼灸の利用方法として、「美容鍼灸」という柱を立てることができれば、同

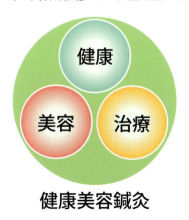

時に、「健康の維持・増進」というさらなる柱を立てることも可能になるということです。

✳ 治未病と養生

　古来より、おおよそ病というものは、ひと度発病してしまうと健康状態を回復させることが難しいことから、東洋医学では、「治未病」という考え方が重視されてきました。「治未病」とは「未だ病まざるを治す」という意味で、ある病が本格的に発病する以前の段階で、治療してしまうということです。中国古代の著名な医学書である『難経』には「上工は未病を治し、中工は已病を治す」という記載があります。病気を治すのは凡庸な医者で、優れた医者は病気が発病する前に治す（すなわち、発病を予防する）と考えられていたのです。

　実は、そのことは、昔も今も同じであり、現代においても、ひと度病に罹ってしまうと、健康状態を取り戻すことが難しい場合が少なくありません。そして、寿命と健康寿命の乖離、少子高齢化、医療費の急増などの諸問題により、現代社会においても、「健康の維持・増進」と「疾病予防」は極めて重要な課題となっており、疾病治療よりも、むしろ重要な位置付けとなっているのではないでしょうか。

　このような実情に反して、現代の鍼灸の臨床現場で「治未病」を実現することは容易なことではありません。健康の維持・増進と疾病予防を目的として鍼灸治療院を利用しましょうと言っても、患者さんは治療院に通ってくれるでしょうか。

　一方、利用目的が美容であったとしても、利用者が、定期的、継続的に鍼灸院を利用していれば、私たちは、鍼灸の施術を通じて利用者の「健康の維持・増進」と「疾病予防」に寄与することができ、現代社会において「治未病」を実践することができます。例えば、美容鍼灸の利用者が花粉症を持っている場合には、美容の施術と並行して花粉症予防の治療を行うことができるでしょう。

　私たちが生活する東アジア地域には、「養生思想」と呼ばれる思想が存在します。「養生」とは「命を養う」という意味で、「養生思想」とは、健康で長生きをするための様々な考え方であり、養生を実践するための様々な具体的な方法は「養生法」と呼ばれています。養生という概念は、古来の中国に発祥して東アジアの国々に伝来し、日本でも、江戸時代に儒学者の貝原益軒が『養生訓』を著し、写本が増刷されて養生思想は広く知られるようになりました。

「健康で長生きをする」ということは、「美しく、若々しく長生きをする」ということでもあります。そのため、様々な養生法は、美容法としても実践されてきました。古代中国の著名な医学書である『神農本草経』を著した華佗（かだ）は、「駐顔」「軽身耐老」などという言葉を用いて、健康と美の関係について述べています。「駐顔」とは、顔の若さを維持するという意味で、「軽身耐老」とは、老衰を緩和して身軽さを維持するという意味です。

　現代では、老化を緩和して若さを維持することを意味する言葉として「アンチエイジング」という言葉が使われるようになりましたが、養生思想と養生法は、古来より東アジアで培われてきた伝統的なアンチエイジングと言えるでしょう。そして、長寿社会を生きる熟年層の人々にとって、美容とはアンチエイジングそのものであり、アンチエイジングを実現するためには、健康の維持・増進を欠かすことはできません。

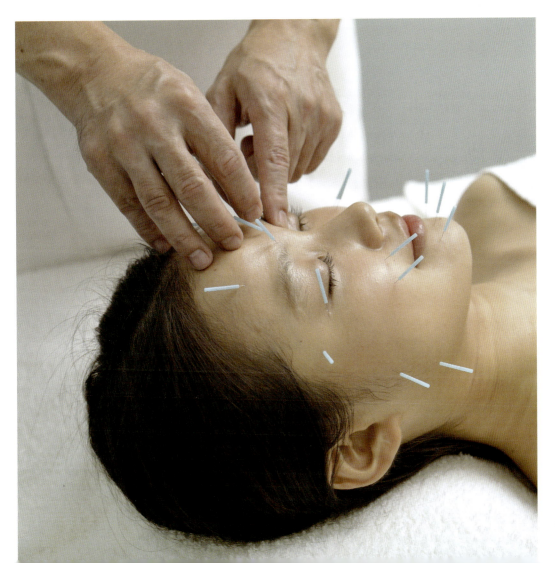

美容鍼灸と健康美容鍼灸

　健康美容鍼灸は前述の通り、「健康」「治療」「美容」を3本柱とした新しい鍼灸の実践方法です。しかし、この着想を得た20年前には、このうちの「美容」という不可欠な要素が全く存在していませんでした。そのため、「健康美容鍼灸」の構想を実現させるためには、前提として、「美容鍼灸」という新しい分野の鍼灸を確立することが不可欠でした。

　そこで筆者は開業以来、妻や同業者、美容外科医などの協力を得ながら、美容目的の鍼灸に関する研究を重ね、後に、『医道の日本臨時増刊No.11 美容と鍼灸』（医道の日本社）や『健康で美しくなる美容鍼灸』（BABジャパン）を通じて、その提唱を行いました。開業してちょうど10年が過ぎた時期であり、同時に、今から10年余り前のことです。

　このような意図と経緯によって提唱した美容目的の鍼灸に対する反響は予想以上に大きく、「美容鍼灸」という言葉も生まれました。また、上記のような実績から、筆者は「美容鍼灸のパイオニア」「美容鍼灸の第一人者」などと呼ばれるようになり、それからの10年は、このような立場に乗じた形で、美容鍼灸の普及活動、啓発活動に没頭してきました。そのため、北川と言えば「美容」という印象を持たれるようになり、筆者は美容鍼灸の専門家として位置付けられるようになりました。

　しかし実際には、美容鍼灸は、鍼灸需要の拡大を目的として筆者が行ってきた様々な取り組みの1つに過ぎず、筆者は美容鍼灸の専門家ということではありません。筆者の提案は「美容もやりましょう」ということであって、決して「美容を（専門に）やりましょう」ということではありません。

　鍼灸師が「美容に携わる」ということと「美容にも携わる」ということでは、その意味合いが大きく異なります。美容にも携わる、つまり、美容という利用目的を加えることで、上記のように、鍼灸はその需要と可能性を大きく拡大することができるでしょう。しかし、反対に、鍼灸師が美容だけに終始してしまっては、「鍼灸」の真価を見失ってしまうことにもなりかねません。同時に、鍼灸師の本質である「治療家」としての使命を忘れてしまうことにもなるでしょう。

　美容鍼灸はあくまでも鍼灸の可能性の1つに過ぎず、鍼灸師は針を持ったエステティシャンではありません。美容鍼灸という新しい分野の鍼灸を確立させることに集中した結果、様々な誤解や不測の事態も起きてしまいましたが、筆者の中では、美容鍼灸は健康美容鍼灸の必要不可欠な1つの

要素であり、それだけで完結するものではありません。筆者の最終的な提案は、美容に終始する「美容鍼灸」ではなく、美容鍼灸をその一環とした「健康美容鍼灸」であるということをご理解いただきたいと思います。

　美容鍼灸は急激な規模と速度で普及し、現時点では、既に鍼灸の一分野として認知されたと評価できるでしょう。美容という新しい鍼灸の利用目的が定着したことで、ようやく「健康」「治療」「美容」の3本の柱を揃えることができました。構想から20年を経て、今、ようやく「健康美容鍼灸」を提唱する基盤ができたのです。

　そこで、今後の10年は、これらを鍼灸の3本柱として、適応疾患の治療から、健康の維持・増進、美容までの施術を、利用者の要望に応じて臨機応変かつ総合的に提供する鍼灸の新しい実践方法を、「健康美容鍼灸」（Holistic Health Beauty Shinkyu）として、日本から世界に提唱していきたいと考えています。

✳ 健康美容鍼灸の定義と特徴

　「健康美容鍼灸」の最大の特徴は、従来は蔑視あるいはタブー視されてきた美容目的の鍼灸を積極的に実践するということです。

　同時に、美容に積極的に携わりながら、美容に終始する鍼灸ではありません。美容という来院目的を通じて、利用者の健康と美の維持、増進をはかり、疾病予防に寄与し、若々しく元気な心と体を保つことです。

✳ 健康美容鍼灸の定義

　筆者が理事長を務める一般社団法人健康美容鍼灸協会（http://www.hhbsa.org）では、健康美容鍼灸を下記のように定義しています。

> 健康の維持・増進、適応疾患の治療、健康に基づく自然美の獲得を目的とした美容の施術を、利用者の需要に応じて臨機応変かつ総合的に行う鍼灸。鍼灸の施術を通じて現代社会における養生と治未病を実践する。

✳ 健康美容鍼灸の特徴

　この健康美容鍼灸の特徴としては、以下の3つが挙げられます。

①美容を目的とした施術を積極的に行い、健康に基づく人間の自然美を追求する。
②美容という来院目的を通じて利用者の健康の維持、増進に寄与し、現代社会における養生と治未病を実現する。
③適応疾患、特に現代病の治療に対して積極的に取り組む。

　鍼灸師は、本来、東洋医学を専門とする治療家であり、「養生」と「治未病」という思想は東洋医学の真髄です。したがって、一義的な利用目的が美容であった場合にも、鍼灸の施術を通じて、現代社会において養生と治未病を実践し、利用者を病気にさせないことが、治療家としての私たち鍼灸師の本来の使命であると言えるでしょう。
　「ストレス社会」「長寿社会」と呼ばれる現代社会において、このように実践的で実用的な鍼灸は、ますます求められていくのではないでしょうか。そして、さらには、世界各地で大きな問題となっている「医療費の増大」「寿命と健康寿命の乖離」という問題に対する強力な処方箋にもなるのではないでしょうか。

現代社会に求められる鍼灸

　鍼灸治療が行われるようになった昔の時代と現代では、社会情勢や生活環境が大きく変化しています。したがって、現代社会で鍼灸がその真価と普遍性を発揮するためには、「温故知新」という言葉が示す通り、昔と今の生活環境や社会情勢などの相違を明確に認識することが必要となるでしょう。また、そのことで、新しい鍼灸の使命や可能性が見えてくるでしょう。
　例えば、昔は多くの人々が農作業などの「肉体労働」に携わっていましたが、「ストレス社会」と呼ばれる現代社会では、多くの人々が「頭脳労働」に携わるようになり、特に先進国の都市部では、人間関係や仕事上の「ストレス」に悩まされる人が増えています。また、現代社会では、PC（パーソナルコンピュータ）やスマートフォンなどの電子機器が広く普及し、多くの人々がこのような電子機器の使用を強いられるようになりました。
　そのため、肉体労働が主体であった時代には、腰痛や下肢の痛みなど、主として体の悩みを抱える人々が多かったものと推測されますが、現代社会では、上記のような「頭脳労働」「ストレス」「電子機器の使用」などに起因して、眼精疲労、ドライアイ、顎関節症、緊張性頭痛、後頸部や背部の重度の凝りや疼痛、心因性腰痛、イライラ、不眠、鬱症など、昔はあま

り見られなかった「現代病」と呼ばれる疾患や症状が増えています。

　現代医学の分野には、このような現代病に対して決め手となる治療法がない一方で、鍼灸治療が著効を示す場合は少なくありません。そのため、このような生活環境の変化に起因して増え続ける現代病の予防と治療に対して積極的に取り組むことも、現代社会における新しい鍼灸の使命と可能性ではないでしょうか。

　上記のような現代病の多くは、症状が頭部や顔面部に発症する傾向があります。そのため、これらの症状や疾患に対する局所的な治療では、頭部や顔面部に対する鍼灸の施術が有効となる場合が少なくありません。一方、最も人目につきやすい部位であることから、美容鍼灸においても、顔面部と頭部に対する施術が重要であり、現代病に対する局所的な鍼灸治療と臨床的に共通しています。また、実際にも、美容鍼灸の施術を通じて、顔面部や頭部に対する施術を定期的、継続的に行うことで、上記のような現代病の症状が改善される事例が少なくありません。

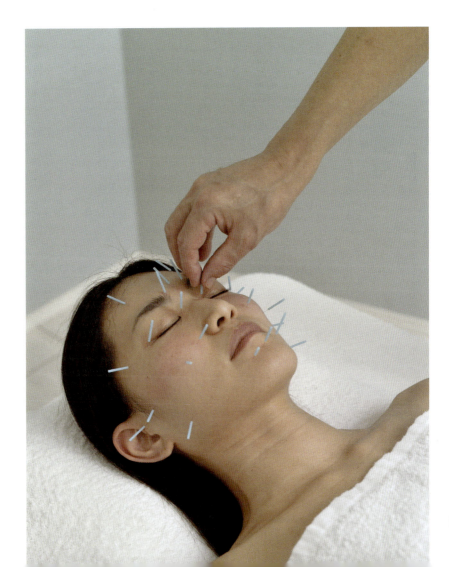

このような事例は、美容鍼灸の施術が現代病の予防や治療にも有効であることを示唆しており、「治未病」という概念とも合致していることを意味しています。

　現代社会は「高齢化社会」「長寿社会」と呼ばれ、ひと昔前に比べると長く生きなければならない時代となっていながら、人々の「寿命」と「健康寿命」が益々乖離してきているというのが現状です。そして、このような現状から、現代社会では「癒されたい」「健康で、できれば若々しく、美しく、長生きをしたい」という人々の願望が高まっており、人を癒しながら美しく健康にしてくれる「考え方」「技術」「場」への関心が高まっています。
　そして、上記のような東洋医学の「養生」と「治未病」という概念は、まさしく「健康で、若々しく、美しく、長生きをする」ということを実現するための思想と方法であり、現代社会を生きる人々の願望と一致しています。このような現代社会の実情から、美容という利用目的を加えることで、鍼灸は、「健康で、できれば若々しく、美しく、長生きをしたい」という現代社会人の究極の願望を実現することができるのです。

第1部

美容鍼灸概論

Chapter 3

美容鍼灸の基本原則

美容鍼灸の原則

　美容鍼灸の目的は、人体の自然美の維持、増進、回復をはかることであり、人体の自然美は健康を基礎として成立します。そのため、美容鍼灸を実践する上では、美容・健康・治療を、一連で一体のものとして認識することが重要です。

　また、鍼灸は、東洋医学の主要な治療法の1つであり、東洋医学の理論と原則に基づいて実践されてきました。そして、美容鍼灸も鍼灸の一分野であることから、東洋医学の理論と原則に基づいて実践されることが求められます。

　したがって、本書で解説する美容鍼灸は、下記のような基本原則に基づいて実践されています。

①美容・健康・治療を一連で一体のものとして認識する。
②整体観念を重視し、本を求める。
③個体特性・病態特性を重視する。

①美容・健康・治療を一連で一体のものとして認識

　美容鍼灸は、「人体の自然美は健康を基礎として成立する」という認識に基づいて実践されることから、美容鍼灸において、「美容」とは、「健康」の維持、増進をはかることによって、老化を緩和し、若さと自然の美しさを維持、増進することです。

　一方、何らかの疾患の影響によって、容姿が損なわれてしまった場合には、その疾患を治療することで、美容上の目的を果たすことができます。例えば、尋常性痤瘡や円形性脱毛症などの疾患は、人体の生理機能に重篤な影響を及ぼすことはありませんが、人目に付きやすい部位に発症して容姿に悪影響を与えます。そのため、このような疾患によって容姿が損なわれた場合には、これらの疾患に対する「治療」が必要となります。

　このような実情から、美容鍼灸では、「美容」「健康」「治療」は一連で一体を成しているということが基本認識であり、健康の維持・増進から特定の疾患の治療までを、必要に応じて臨機応変に行うことが求められます。そして、このような認識と原則により、美容鍼灸には、「保健美容」と「医

療美容」という2つの分野が存在します。

✳ 保健美容

　「保健」とは、「健康を保持する」という意味であることから、美容鍼灸における保健美容とは、鍼灸を用いて、局所と全身の健康状態の維持・増進をはかることにより、肌のトラブルや老化を防止し、若さと自然の美しさを維持、増進するものです。保健美容は、原則として、健常者を対象として行われ、日本では、主に美顔を目的とした保健美容の鍼灸が行われています。

　保健美容を目的とした美容鍼灸の利用者は、若年層よりも中高年層であり、中高年層を対象とした美容鍼灸では、容姿の若さと健康美を維持することが目標となります。美容鍼灸は、美容法であると同時に鍼灸による養生法であり、美容ばかりでなく、健康の維持、増進とアンチエイジングに対する効果を期待することができます。

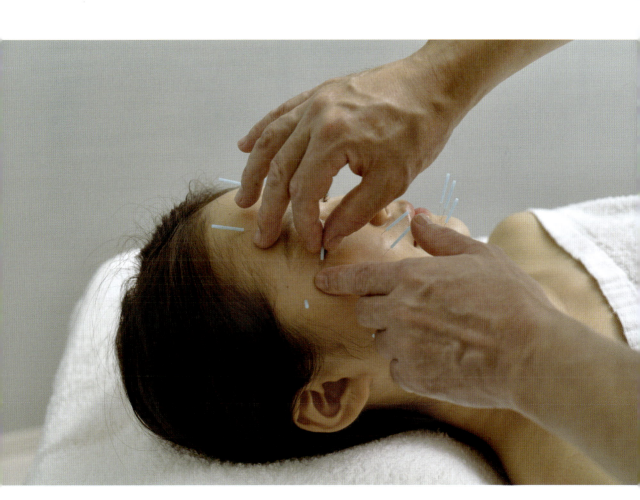

✳ 医療美容

　美容鍼灸における医療美容とは、尋常性痤瘡や円形性脱毛症などの容姿を損なう疾患を治療することです。鍼灸の発祥地である中国では、こうした疾患は「損容性疾患」と呼ばれています。損容性疾患には、尋常性痤瘡、しみ、円形性脱毛症などの他、傷跡、若白髪、軽度の眼瞼下垂、肥満などが含まれるとされています。

　これらの疾患は、いずれも生理機能に重篤な影響を与えることはありませんが、人目に付きやすい部位に発症して容姿や容貌に悪影響を及ぼします。そのため、これらの疾患の治療を目的とする利用者の動機は、健康を回復することではなく、損なわれた容姿を回復すること、すなわち美容が動機となります。同時に、損容性疾患の治療が成功した場合には、患者さんの美容上の目的も達成されたものと判断されます。

　医療美容とは、このような損容性疾患に対する鍼灸治療であり、損容性疾患の予防は保健美容の目的とされています。

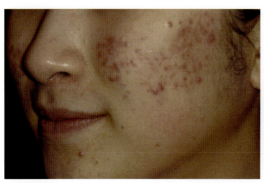
尋常性痤瘡

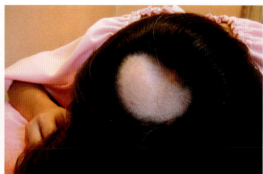
円形性脱毛症

✳ ②整体観念を重視し、本を追求

　整体とは、人体の「完整性」と「統一性」という意味です。そして、整体観念とは、人体は各組織・器官などが相互に連携し、全体として機能する有機的統一体であるという思想です。整体観念では、人体と人体の外部環境である自然界も、密接に関係する1つの整体であると考えられています。また、「本」とは「根本」という意味です。

　整体観念は、東洋医学の基本的で重要な認識であり、人体の完整性と統

一性を重視し、根本的な改善をはかることが、美容鍼灸の原則です。

　現代医学では、人体は骨格系・筋系・感覚器系・消化器系・循環器系などに分類されています。
　一方、東洋医学では、五臓と六腑などの臓腑の他に、五官・九窮・四肢・百骸などに分類され、五臓は、全身の組織・器官を有機的に連係させる中心的な役割を果たしているとされます（129頁～参照）。人体の組織・器官は、全て五臓を中心とした5系統に包括され、経絡を通じて五臓と有機的に連携しています。そして、五行の生・克・乗・侮の関係によって、システマチックな有機的統一体（整体）を構成し、気、血、津液などの作用を通じて、全体として統一された生命活動を行っていると認識されています。
　したがって、整体観念では、人体を構成する各組織・器官は、構造的にも機能的にも分解することができず、相互に影響し、協調しながら活動し、同時に、病理的にも相互に影響していると考えられています。

　このような整体観念の認識から、東洋医学の「蔵象学説」では、体の内側に収められている「五臓」と外側（体表）も有機的に結び付いており、五臓の健康状態は、生命活動を通じて、様々な形で体表に現れると考えられています。
　蔵象学説は、五臓を中心とした整体観念であり、蔵象学説において、顔面部は「五臓を映す鏡」として認識されており、五臓が顔面部の美容と深く関係していることが示唆されています。例えば、五臓の機能が正常であれば、体表に十分な栄養を供給できるため、皮膚は艶や潤いを保ち、外見美を維持することができます。しかし、反対に、五臓のいずれかの機能が低下した場合には、体表に十分な栄養を供給できなくなり、皮膚の艶や潤いが失われることになります。また、顔面部の容貌を構成する目、鼻、口、耳、歯、毛髪などは、全て五臓のいずれかと関係しており、五臓の健康状態が損なわれると、眼の輝きが失われる、髪の毛に艶や力がなくなるなど、容貌に悪い影響を及ぼします。
　このように、有機的統一体おいて中心的な役割を果たす五臓の機能状態は、人体の外見美に直接的な影響を及ぼしており、人体の自然美は五臓と密接に関係しています。したがって、整体観念や蔵象学説では、肌や顔面部の局所に発生した美容上の問題を改善するためには、局所と五臓の健康状態を、ともに回復させることが必要であると考えられています。

　東洋医学の治療の方法には、「治標」と「治根」の2種類があります。「標」は外側にあらわれる症状を指し、「根」は「根本」という意味で病の本質を意味しています。したがって、「治標」とは「対症療法」に類するもので、

主要な症状を軽減させるための治療であり、「治根」とは「根本治療」という意味です。

鍼灸治療における治標では、例えば、肩凝りでは肩部、腰痛では腰部というように、主として症状があらわれている局所に対する施術が行なわれます。同様に、顔面部の美容を目的とした鍼灸では、顔面部局所に対して刺鍼が行われます。

一方、東洋医学は「治病求本」を治療原則としています。「求本」とは「根本を求める」ということで、「治病求本」とは「病気を治療する場合には、その根本的な原因を探り出し、その原因に応じて適切な治療法を用いる」という意味です。上記の通り、体の表面と五臓は有機的に結び付いており、局所に生じた問題の根本には、五臓の問題が関係しています。そのため、「治病求本」という治療原則では、問題が生じている局所ばかりでなく、関連する臓腑の機能を調えることで根本的な改善をはかることが重視されています。

「治病求本」の原則は、損容性疾患の治療を行う場合も同様です。例えば、尋常性痤瘡（にきび・吹き出物）は、局所的な処置によって改善された場合にも、時間の経過とともに、再び発症する事例が少なくありません。それは、局所的な処置が成功しても、根本的な問題が解決されていないことが理由です。尋常性痤瘡には、偏食、便秘、ストレスなどが原因となっている場合があり、「治病求本」の原則に基づく治療が行われなければ、効果は一時的なものにとどまります。一方、例えば、生理痛や生理不順に対する鍼灸治療を行う過程で、吹き出物も改善されたというような事例も少なくありません。

このように、損容性疾患の治療では、「治標」だけではなく、「治病求本」の基本原則に基づいた治療を行うことが求められます。そして、このように、「整体」「有機的統一体」としての人体を重視し、体全体の調和をはかることで、人間の根本的な美を追求することが、美容鍼灸の本質であり原則です。

③個体特性と病態特性を重視

東洋医学では、人間の個体特性と病態特性が重視されます。保健美容の分野では、特定の疾患や症状を持たない健常者が対象となることから、個人個人の性別・年齢・体質・健康状態などの特性に注視し、それぞれの特性に応じて施術の方針と方法が決定されます（第3部：理論編 Chapter 13「東

洋医学の体質分類と美容」参照)。

　一方、損容性疾患の治療では、東洋医学独自の診断治療システムにより、それぞれの病態特性に応じた治療が行われます。上記のように、損容性疾患の多くは、局所的な慢性病変であり、人体の生理機能に対して重篤な影響を及ぼすものではありません。しかし、整体概念の認識では、これらの局所病変の発症には、整体の臓腑、経絡、気血津液の機能低下や機能障害が密接に関係しているとされ、東洋医学独自の診断論と診断方法によって、病態の特性を分析し、その特性に基づいた治療方針が決定されます。例えば、損容性疾患の1つである肥満の治療では、東洋医学的な診断より、肥満の特性を、少なくとも、陰証と陽証に分類し、それぞれの特性に応じて治療方針を決定し、治療方法を選択することが原則となります。

　陽証の人は、様々な生理機能が亢進傾向にあり、基礎代謝やホルモン代謝等が高めで、消化機能も活発です。そのため、活動的で過食する傾向が見られます。このような陽証に対しては、適度の食事制限や運動なども有効です。

　一方、陰証の人は、人間が生きていくために必要不可欠な物質である気や血が不足あるいは衰弱している状態で、様々な生理機能が低下傾向にあ

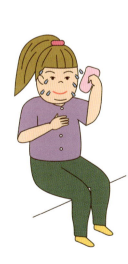

陽証
・熱産生、発汗、循環器、消化管、内分泌などの代謝・生理的機能の亢進傾向
・基礎代謝がやや高い
・体温が高い傾向
・発汗が多い
・血圧が高い傾向
・胃の蠕動が活発である
・交感神経緊張型
・あつがりである
・顔面紅潮
・冷たい水や冷たい食事を好む
・舌は乾燥して、口渇がある
・小便は黄色
・唾は普通量である
・便秘をしやすい傾向

陰証
・熱産生、発汗、循環器、消化管、内分泌などの代謝・生理的機能の低下傾向
・基礎代謝が低い
・体温が低い傾向
・発汗が少ない
・血圧が低い傾向
・胃の蠕動不活発、アトニー傾向
・迷走神経緊張型
・冷えやすい
・顔面蒼白
・白湯や温かい食事を好む
・舌は湿潤して、口渇がない
・小便は清澄である
・唾は多い
・下痢をしやすい傾向

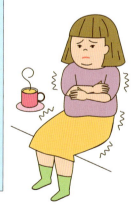

ります。基礎代謝や消化機能も低下しているため、飲食物から気を代謝し、不要なものを排出する生理活動を円滑に行うことができません。

　そのため、陰証の人は、飲食物の摂取量が多くないにもかかわらず、肥満傾向となる痩せにくい体質です。そして、生理機能の低下から、元気がない、疲れやすい、顔面部の血色が悪いなどの特徴が見られます。また、肥満傾向となった場合には、食は比較的細く、水太りタイプの肥満で、むくみやすい傾向があります。このような陰証の場合に、食事制限や激しい運動などを行えば、気や血の虚弱状態はさらに悪化することになり、痩せにくい体質も改善されませんが、灸法を積極的に用いることで効果が得られる場合もあります。

　前述した通り、美容鍼灸は、この10年ほどの期間に急激な規模と速度で普及し、昨今では、様々な形態の美容鍼灸が行われるようになりました。しかし、上記のような基本原則から逸脱してしまった場合には、その美容鍼灸は、鍼灸の本質を失ってしまう結果となるでしょう。上記の美容鍼灸の基本原則は、美容鍼灸を「鍼灸」として実践するためのガイドラインとも言えるでしょう。

第1部

美容鍼灸概論

Chapter 4
顔面部の刺針におけるリスクと注意点

美容鍼灸のリスク

　美容鍼灸を実践する上で、利用者との間に起こり得る主な問題としては、「皮下出血」「疼痛」「効果と持続性」に関する問題を挙げることができます。そして、この分野では、顔面部に対して刺針を行う機会が多くなることから、刺針による皮下出血に起因して青あざが生じる可能性があるということは、美容鍼灸を行う上では、特に重要な課題となります。

　現在では、鍼灸針の製造技術の進歩等により、刺針による疼痛や皮下出血は大幅に低減されています。しかし、皮下出血の問題の難しいところは、それが「予測不能」な事態であり、同時に、起こり得る可能性を完全に排除することもできないというところです。

　このような実情から、皮下出血による利用者との問題を懸念して、細い針を使用したり、顔面部に刺針を行うこと自体に消極的な姿勢を示す専門家も少なくないようです。しかし、細い針を使用したり、刺針する針の本数を少なくすることで、皮下出血を完全に防止できるわけではありません。また、利用者の顔面部に皮下出血が生じたからといって、必ずしも大きな問題に発展するということもありません。

　筆者自身は、国内外において、約20年にわたって美容目的の鍼灸を実践してきました。そして、利用者の顔面部に青あざを作ってしまった事例も多々あります。しかし、そのことに起因して、利用者との間にもめ事や問題が発生した事例は、これまでのところ一例もありません。つまり、適正な「リスク管理」を行うことで、「皮下出血」の問題を含む利用者との問題は、おおよそ回避することができるということです。

　したがって、皮下出血が生じることを回避するために、最大限の努力を行うことはもちろん必要ですが、万が一、皮下出血が生じた場合には、トラブルに発展しないための努力も重要であるというのが筆者の見解です。

　美容鍼灸の実践における、適正なリスク管理は、主として、利用者に対する「事前の十分な説明」「同意に基づく施術の実施」「誠意ある事後の対応」の3点に集約することができるでしょう。

　医療の現場では、「インフォームドコンセント」という概念が重視されていますが、鍼灸治療と美容鍼灸においても、それが重要な要素であることに変わりはありません。利用者が、起こり得るリスクを含めた施術の全体像を明確に理解し、それを「前提」として施術を受けられるように努めることで、例えば、皮下出血のような問題が生じた場合にも、もめ事や問題

同 意 書

鍼灸治療・美容鍼灸の施術を受けられるにあたり、事前にご承知おきいただきたいことがございますので、ご説明させていただきます。つきましては、下記のご説明を十分にご理解いただいた上で、施術をご希望される場合には、本同意書にご署名くださいますようお願い致します。

◎施術の名称及び種類
1. このたび ＿＿＿＿＿＿＿＿＿＿ 様が受けられる施術は「鍼灸」です。
2.「鍼灸」とは「鍼」と「灸」の総称であり、「鍼」とは、針をもって身体表面の一定部位に、接触または穿刺刺入するもので、灸とは、艾（もぐさ）を燃焼させ、またはそれに代わる物質を用いて、身体の表面の一定部位に温熱的刺激を与えるものです。

◎出血と皮下出血について
鍼の施術では、針が皮膚、毛細血管、筋肉などの組織に刺入されるため、常に皮下出血やごくわずかの出血を伴う可能性を伴うことになります。したがいまして、鍼の刺入によって皮下出血や出血が生じた場合にも、それは生体の正常な反応に類するものであり、施術の過誤によるものではありません。また、皮下出血に起因して、稀に青あざが生じる場合もありますが、個人差により１週間から数週間程度で自然に退少します。青あざが長期間にわたって残ることはありませんのでご安心ください。

◎効果について
鍼灸の効果には、「直後効果」と「事後効果」があり、施術後すぐに効果があらわれる場合と、一定の時間を経過してから効果があらわれる場合があります。また、効果のあらわれ方および効果の持続性にも個人差はあります。鍼灸の施術を受けられる場合には、上記のことをご理解いただき、疼痛、皮下出血、青あざ、多少の出血が生じる可能性があることを予めご了承の上、施術を受けられる旨ご承諾くださいますようお願い致します。

私は、このたびの施術について上記の通り説明致しました。
　　　　　　　　　　　　　　　　　　　　　　　　　年　　　月　　　日
　　　×××××鍼灸院
　　　　　担当者氏名　　　　　　　　　　　　　　　　　　　　　　㊞

私は、上記の件に関して十分な説明を受け、理解致しましたので、施術を受けることを承諾しました。
　　　　　　　　　　　　　　　　　　　　　　　　　年　　　月　　　日

　　　　　同意者氏名　　　　　　　　　　　　　　　　　　　　　　㊞

　　　　　　　　　　　※ 同意者が印鑑を所持していない場合には署名のみでも可

に発展することを回避することができます。
　また、美容鍼灸が、健全に普及し発展するためにも、利用者が施術の内容について明確に理解し、安心して施術を受けられるシステムを作ることが不可欠です。

　①事前の十分な説明
　②同意に基づく施術の実施
　③誠意ある事後の対応

　そのために必要となるのが、利用者に対する「事前の十分な説明」であり、それによって、「利点」と「リスク」を含めた施術に関する全般的な情報を、利用者とできる限り共有し、それを前提として、相互の「同意に基づく施術」を実施するという手順を遵守することです。
　反対に、このような手順を踏まずに施術を行い、利用者との間に適切な情報共有が行われていなかった場合には、事後に、利用者から様々な苦情を受ける可能性が危惧されます。
　また、相互の情報共有と同意を確認する立場から、施術に関する「同意書」を作成し、利用者に署名していただくことも重要です。「同意」とは「賛成」という意味ですが、「同じ意識（認識と気持ち）を持つ」ということでもあります。施術を行う側の私たちと施術を受ける側の利用者が、同じ認識と気持ちを持つことで、利用者が安心して施術を受けることができるばかりでなく、私たちも利用者とのもめ事や問題を危惧することなく、安心して施術に携わることができます。
　一方、施術の事後に、皮下出血などの利用者が不利益を被るような問題が起きた場合には、たとえ、それが私たちの過誤によるものではなく、また、同意に基づく行為の結果であったとしても、その行為に起因して、利用者が不利益を被ったり、不快な思いをすることに変わりはありません。そのため、このような事態が起きた場合には、まずは、先方のお話を十分に聞き、その上で、「誠意ある事後の対応」に心がける姿勢が重要です。

✻ 皮下出血

　皮下出血という現象は、刺針に対する生体の正常な反応に類するものであることから、鍼の施術においては、常に起こり得る現象であり、同時に、事前に予測することが不可能な事態です。そのため、どのような名人であっても、その可能性を完全に排除することはできません。したがって、顔面

部の美容を目的とした鍼灸では、「施術によって顔面部に皮下出血が生じる可能性がある」ということを、利用者に対して事前に明確に伝えることが不可欠です。

　そのために必要となるのが、上記のような「事前の十分な説明」です。皮下出血に関する説明の要点は、この現象が「生体の正常な反応に類するものであり、施術の過誤によるものではない」、つまり、自分のミスによるものではないということを、利用者に十分に理解していただくことです。同時に、「予測不能である」「必ず消失する」という皮下出血の特性について理解していただくことも要点となります。

　皮下出血に起因して生じる青あざは不可逆的な現象ではなく、どんなに目立つ青あざが生じた場合にも、通常は1週間から数週間で自然に退少し、痕を残すことはありません。また、女性の場合には、ファンデーションやコンシーラなどの化粧品を使用することで、青あざは一定程度隠すことが可能です（46頁写真参照）。

　したがって、このような事実についても、事前に伝えることで、利用者に対して安心感を与えることができます。一方、「説明」という行為は、事後に行った場合には、先方にとっては「言い訳」にしか聞こえない傾向があります。そのため、皮下出血による青あざについても、上記のような説明を発生した事後になってから行った場合には、利用者が納得する可能性は極めて低く、「信用」や「信頼」を失うばかりでなく、大きな問題に発展する可能性も少なくありません。したがって、このような一連の説明は、必ず施術の「事前」に行うことが重要です。

　顔面部の刺針による皮下出血の実際の状況は、実例の写真を見ていただけば一目瞭然です。

　経験的には、顔面部において最も頻繁に皮下出血が生じる部位は眼の周囲であり、目の周囲の皮膚が他の部分と比較して薄いことが大きな理由であると考えられます。同時に、顔面部の美容を目的とした鍼灸では、「目の周囲の小皺」「目袋」「くま」「ドライアイ」など、目の周囲の問題に関する要望が多いというのが実状であり、目の周囲に刺針を行う機会が多くなります。

　そのため、目の周囲に対して刺針を行う場合には、目の周囲に皮下出血が生じることを「前提」として認識するべきであり、同時に、そのリスクについて利用者に対して事前に明確に説明することが必要です。

　ここで、顔面部での皮下出血の実際の様子を写真でご覧ください。使用した鍼灸針は、いずれもセイリン株式会社製Dタイプ3番針（0.20ミリ）です。

✽ 目の周囲における皮下出血

　次の事例は、40代の女性で、「睛明」に対する刺針によって生じた皮下出血の模様です。刺針当日の様子と時間経過による変化を見ていきましょう

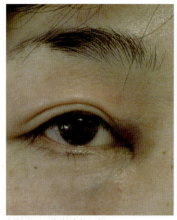
刺針当日、刺針直後の様子
（2009/6/7 撮影）

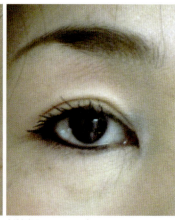
刺針当日、ファンデーションを
使用した化粧後の様子（2009/6/7 撮影）

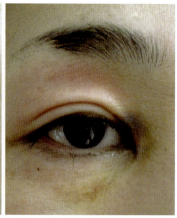
刺針3日後の様子（2009/6/10 撮影）

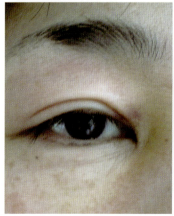
刺針7日後の様子（2009/6/14 撮影）

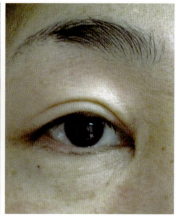
刺針10日後の様子（2009/6/17 撮影）

　写真で観察される通り、この事例では、約10日後には刺針による青あざはほぼ完全に消失しています。また、皮下出血が生じた当日においても、ファンデーションを使用した化粧により、青あざはほとんど目立たない程度に覆い隠すことができています。

　眼周部に生じる青あざは非常に目立つものではありますが、上記の通り時間の経過に伴って「必ず消失する」ものであり、消失するまでの間は、化粧品によって一定程度覆い隠すことが可能であるということです。

　顎部やほうれい線上にも、皮下出血は生じやすい傾向があります。

✳ 疼痛

　美容鍼灸は、比較的に新しい美容の手法であることから、現時点では、利用者の多くが鍼灸の未経験者です。そして、このような理由から、初めて施術を受ける利用者からは、「痛いですか？」という「疼痛」に関する質問をよく受けます。

　しかし、実際には、同じ部位に対して、同じ鍼灸針を使用し、同じ方法で刺針を行い、同じ程度の刺激を与えた場合にも、痛みの感じ方は一様ではなく、「痛い」と感じるか「痛くない」と感じるかは人によって様々です。その理由は、元来、疼痛とは受ける側の「主観」に基づく感覚であり、「痛い」か「痛くない」かということは、それぞれの利用者の感じ方次第でしか決まることがないからです。

　したがって、「痛いですか？」という質問に対して、施術を行う側が、その答えを述べることもできません。一方、細い針を使用したり、浅い深度の刺針を行うなどして、利用者に対して、施術を行う側が「痛くない」と表明しているケースもあるようですが、上記のような理由から、元来、利用者が「痛い」と感じる可能性を排除することは不可能であり、施術を行う側が、無痛を主張することは、それ自体が間違いです。

　したがって、疼痛に関する質問については、「痛みとは主観的な感覚であるため、人によって感じ方が異なり、痛いと感じられる場合もある」と、事前に明確に説明することが、適正なインフォームドコンセントであると言えるでしょう。

✳ 効果

　一般的な鍼灸治療と同様、美容を目的とした鍼灸においても、利用者にとっての最大の関心事は施術の「効果」とその「持続性」です。そのため、利用者からは「効果はどれくらいであらわれますか」「どれくらい持ちますか？」という質問をよく受けます。

　しかし、鍼灸の効果には、施術の直後あらわれる「直後効果」と一定の時間を経過してからあらわれる「遅延効果（事後効果）」があり、効果のあらわれ方やその持続性は、人によって異なるため、効果のあらわれ方やその持続性ついては、利用者に対して明確に約束することはできません。

したがって、利用者とのトラブルを回避するためには、このような事実を事前に十分に説明し、明確な同意を得た上で施術を実施することが推奨されます。

第2部

実践編

Chapter 5
二指推鍼法の特徴

顔面部の施術

　最も人目につきやすい部位であることから、顔面部は、美容の分野では特に重要な部位として位置付けられています。そして、美容を目的とした鍼灸で特に需要が多いのは、小皺、たるみ、くま、くすみ、浮腫などの顔面部の皮膚の老化、代謝不良、血行不良に起因する症状の改善です。したがって、美容鍼灸では、顔面部局所に対する鍼の施術が重要な要素となります。

　一方、前述した通り、東洋医学では、肌や顔面部の局所に発生した問題は、局所の問題だけではなく、五臓や全身の健康状態の影響を受けていると考えられています。そのため、例えば、血行不良によって、顔面部の皮膚がくすんでいたり、目の周囲にくまができているような場合には、顔面部局所に対する施術とともに、太衝、三陰交、内関などの血行を促す効能を持つとされる経穴に対して刺針を行うなど、整体観念に基づいた施術を行うことで完結することができます。

　しかし、それぞれの鍼灸師によって、鍼灸の治療理論や治療方法は一概ではなく、使用する鍼灸針、経穴、手技なども異なります。そこで、本項では、筆者が顔面部局所の施術に使用している鍼灸針と筆者の技法の基本について解説をします。

養顔鍼法

養顔鍼法の施術の対象

①経穴
②表情筋
③皮膚と皮下組織

　美容を目的とした顔面部の施術では、筆者は、経穴ばかりでなく、表情筋、皮膚、皮下組織なども対象として刺針を行っています。

　筆者が実践する美顔を目的とした美容鍼灸では、多数の針を用いて皮膚と皮下組織に数多くの微細な傷を作ることで、自己治癒力としての「創傷治癒」の機能を利用して、新しい細胞や新しいコラーゲンの生成を促すことを大きな特徴としています。そのため、結果として、顔面部局所に対し

て極めて数多くの針（100〜200本程度）を使用することが、筆者の美容鍼灸の技法面での特徴であり、筆者は、この手法を「養顔鍼法」と名付けました。

多数の針を使用する理由については、筆者はこれまでも多くの質問を受けてきましたが、このように、経穴と表情筋ばかりでなく、皮膚と皮下組織の創傷治癒の機能に目を向けたことが理由です。

＊ 経穴

経穴とは、鍼灸やあん摩などの東洋医学の治療法に用いられる治療点のことです。各経穴には特有の効能があり、例えば、睛明や陽白には、視界を明るくする効能があるとされています。各経穴の効能については、第4部：資料編で詳しく解説しますが、顔面部は全身の中でも特に経穴が集中的に存在している部位であり、それらの経穴の効能は、利用者の要望と必要に応じて美容目的に応用することができます。

美容鍼灸は「美容を目的とした鍼灸」であることから、養顔鍼法においても、古来より鍼灸の施術の対象とされてきた経穴に対して刺針を行うことで、各経穴の効能を美容目的に応用しています。

＊ 表情筋

表情筋には、2つの大きな特性があります。

1つは、一部の例外を除いて、表情筋の起始は骨であり、停止は皮膚であるということです。

そして、もう1つの特徴は、表情筋の多くが「抗重力筋」と呼ばれる筋肉に類するものであるということです。私たちは、常に地球の重力の影響を受けながら生活を維持しています。そして、抗重力筋とは、この重力に対して姿勢や体形を保持するために緊張を保ち続けている筋肉のことです。表情筋には、このような特性があることから、加齢などの要因によって機能が低下した場合には、表情筋は重力の影響によって下垂し、顔面部の容貌はたるんで見えるようになります。

そこで、刺針の刺激によって、表情筋の収縮力が向上すると仮定した場合には、顔面部のたるみは改善され、リフトアップ効果を期待することができます。養顔鍼法では、このような仮定に基づき、表情筋を対象として刺針を行っています。このような効果は直後効果として表れるもので、実際に、多くの利用者が、施術後に「顔が上がった」「顔が引き締まった」と評価しています。

✳ 皮膚と皮下組織

　養顔鍼法の最も大きな特徴の1つは、皮膚と皮下組織の「創傷治癒」の作用により、新しい細胞や新しいコラーゲンの生成が促されることを期待して、多数の針を用いて皮膚と皮下組織に数多くの微細な傷を作ることです。
　このような手法に類する施術は、美容外科の分野において、レーザー光線を利用して行われています。レーザー光線による皮膚と皮下組織の損傷と針による損傷は特性が異なるものですが、養顔鍼法は、針を用いた施術においても、皮膚と皮下組織の創傷治癒の作用は利用できるであろうという着想に基づいて考案した手法です。
　そして、針を用いたこのような施術は、レーザー光線を用いた施術と比較して、大幅に低コストで柔軟に行うことが可能です。また、針を用いた施術は、業務としては、はり師の国家資格を有する者にしか行うことが認められていないことから、この手法は、美容の分野において、鍼灸と鍼灸師の差別化をはかる上での利点とすることができます。
　皮膚と皮下組織の創傷治癒の作用は約2ヶ月間にわたって働くとされていることから、上記のような効果は、施術の遅延効果（事後効果）として期待することができます。

✳ 施術の刺激量と鍼灸針の選択

　筆者は、「効果至上主義」に基づいて顔面部の美容目的の鍼灸を実践してきました。顔面部の美容目的の鍼灸には、できる限り解決をしたい課題がいくつかあります。例えば、施術に伴う疼痛や皮下出血などは、最小限におさえたいものです。しかし、それらを低減させることによって、施術の効果まで低下してしまっては、本来の目的論的には本末が顛倒してしまうことになります。
　一方、むだ毛の脱毛やアートメイクなど、美容目的の施術には疼痛を伴うものが多く、美容に対して関心の高い利用者は痛みに強い傾向があります。また、鍼の施術がある程度の疼痛や皮下出血を伴う可能性があることは多くの利用者が既にご存じであり、痛みが苦手な人や皮下出血によって不都合が生じる人が鍼灸院に足を運ぶことは、ほとんどないと言えるでしょう。
　そのため、筆者自身は、ある程度の痛みを伴ったとしても、また、ある程度の皮下出血を伴ったとしても、できる限り高い効果を出す方針として美容鍼灸を実践しています。

顔面部の美容目的の鍼灸の効果は、ある程度までは施術の「刺激量」に比例するというのが、約20年の臨床に基づく筆者の見解です。そして、効果至上主義の立場から、施術の効果を高めることを目的として、顔面部の局所に対し、比較的に太い針（主に3番：0.20mm）を使用して多数の刺針を行う技法を考案しました。そのため、「養顔鍼法」は、顔面部局所における刺針による刺激量が極めて多いことが大きな特徴です。

養顔鍼法は、刺針による刺激量が多いことが特徴

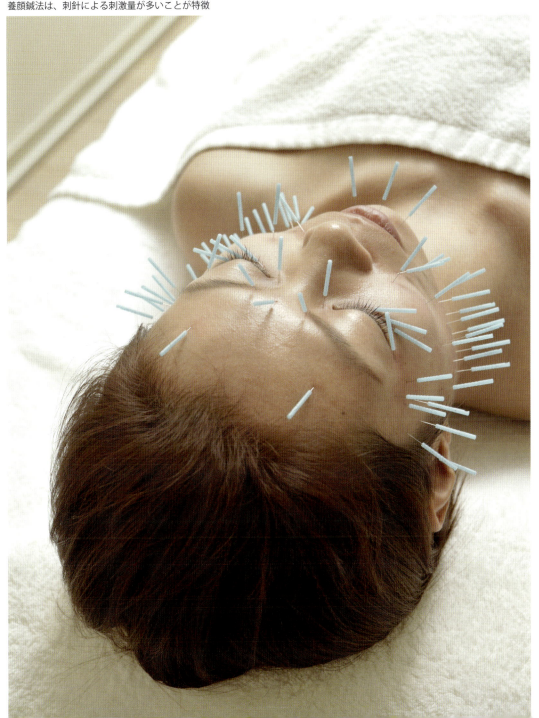

第2部 実践編　＊Chapter5　二指推鍼法の特徴

短針

　一方、使用する針の数が多くなればなるほど、刺針に起因した皮下出血によって青あざが生じるリスクが高くなります。そして、顔面部は人目につきやすいことから、皮下出血による青あざが生じた場合には、他の部位よりも大きな問題に発展する可能性があります。

　しかし、前述の通り、刺針に起因する皮下出血を100パーセント回避することは不可能であり、事前に予測することもできません。したがって、顔面部に対する鍼の施術では、皮下出血を最小限に低減させる努力が必要となります。そしてそのためには、極めて繊細で円滑な刺針を行うことが求められます。

　繊細で円滑な刺針を実現するためには、少なくとも2つの条件があります。1つは、鍼灸師の「技術力」であり、もう1つは、鍼灸針の「品質と性能」です。いくら優れた鍼灸針を使用しても、術者の技術力が未熟であれば、疼痛や皮下出血が生じる可能性は高くなります。また、いくら術者の技術力が優れていても、選択した鍼灸針の品質と性能が一定の水準を満たしていなければ、やはり疼痛や皮下出血が生じる可能性は高くなります。

　顔面神経麻痺や顎関節症等の治療については、その限りではありませんが、美容を目的とした顔面部に対する刺針では、深い深度での刺針が要求されることがほとんどありません。

　また、必要以上に長い針を使用した場合には、皮下に刺入されない針体の余剰部分が長く残り、置針時に針柄の荷重によって針体がたわんでしまう場合があります。このようにたわんだ針体には、針柄の荷重による負荷がかかるため、刺針部位に痛みや不快感が感じられる場合もあります。

　上記のような理由から、筆者は、美容を目的とした顔面部に対する施術では、主として針体の長さが10〜15mmの短い針を使用しています。針体の短い針は「短針」と呼ばれ、特に顔面部の美容を目的とした刺針において優れた機能性を発揮します。

　針体が短いことを特徴とする短針は、使用目的が限定される特殊な針です。また、美容を目的とした鍼灸が広く普及したのは、鍼灸の長い歴史の中では比較的に最近のことです。そのため、短針は、従来はあまり一般的には使用されていませんでしたが、1991年に、日本のセイリン株式会社（以下セイリン）が、針体の長さ15mm（0.5寸）のディスポーザブルタイプ（使

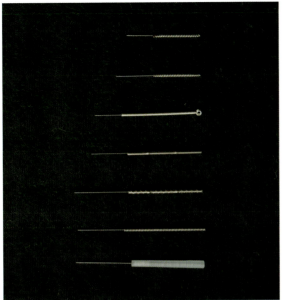

短針（ほぼ実物大）

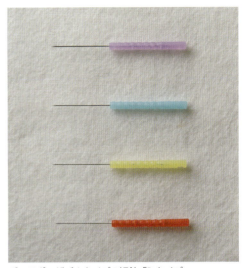

ディスポーザブルタイプの短針「Dタイプ」
（ほぼ実物大）

　い捨て）の「Dタイプ」を発売したことで徐々に普及しています。
　Dタイプの主な特徴は、「針体が短い」「鍼管が付属していない」「針尖の切れ味が優れている」という3点です。刺針を行う場合に、日本では鍼管を使用するのが一般的ですが、Dタイプは鍼管を使用せずに刺針することを前提として開発された製品であることから、鍼管は付属していません。
　鍼の施術では、常に「疼痛」が問題となり、特に針を皮膚に穿刺する時に起こる「切皮痛」を少しでも解消することが大きな課題とされてきました。一方、針尖の切れ味に優れたDタイプは、鍼管を使用しなくても円滑で痛みの少ない刺針を実現できる機能性を備えています。そして、このような従来の常識を覆す鍼灸針が登場したことで、筆者の技法と臨床は大きな変化を遂げ、顔面部に対しても、圧倒的に繊細で円滑な刺針を実現できるようになりました。
　日本では、鍼管を用いる管鍼法が一般的な刺針法の主流であり、また、短針の使用経験のある専門家はほとんどおられませんでした。そのため、Dタイプは発売後すぐには普及しませんでしたが、筆者が美容鍼灸の施術で積極的に使用するようになったことで、現在では、顔面部に対する刺針用の針として広く普及しています。

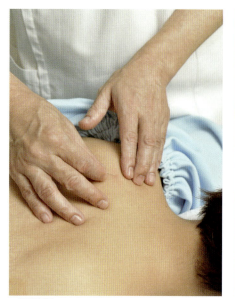

二指推鍼法

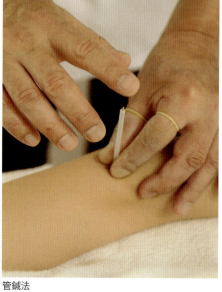

管鍼法

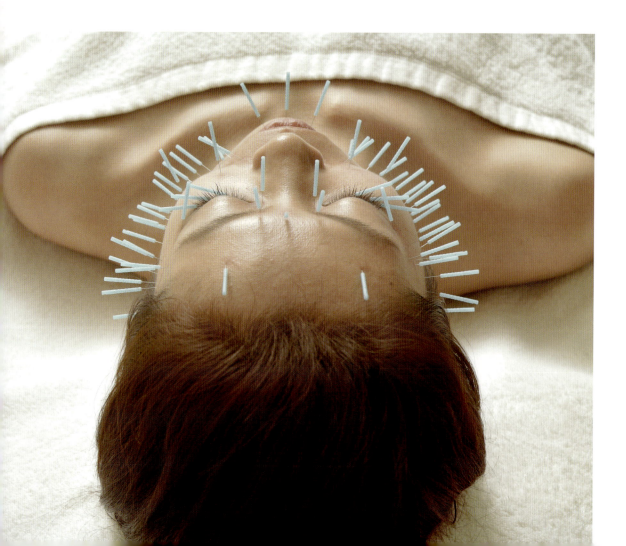

二指推鍼法の特徴と利点

　100〜200本もの多数の針を用いて、一定の時間内に施術を完了させるためには、極めて迅速に刺針を行うことが求められます。鍼管を用いる管鍼法では、弾入から送り込みまでの過程に一定の時間を要するため、迅速な刺針ということにおいては、管鍼法が理想的な方法であるとは言えません。

　また、管鍼法は、直刺や深い角度による刺針には適しており、合理的な刺針を実現しますが、斜刺や横刺での刺針については、必ずしも合理的な

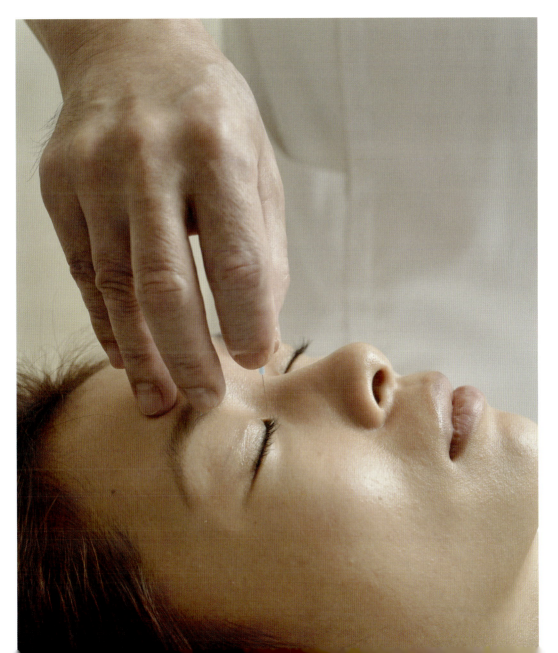

手法であるとは言えません。さらに、管鍼法では、切皮の過程で針柄の後部を叩打する弾入という方法が用いられますが、頭部や顔面部では、弾入時の「トントン」という感覚を不快に感じる利用者も少なくありません。

　鍼灸針の製造技術の進歩により、現在、セイリンをはじめとする日本のメーカーが製造する短針の多くは、一定の技術を習得することで、鍼管を使用しなくても、円滑で合理的に刺入することができ、刺入時の疼痛も少ない刺針を可能としています。そして、技術革新によって生み出された従来にはなかった新しい鍼灸針には、従来とは異なる新しい技法を用いることで、その機能性を最大限に引き出すことができます。

　このような理由から、筆者は、鍼管を使わずに母指と示指の「二指」を用いて、針を推し進めるようにして刺針する「二指推鍼法」という技法を考案しました。二指推鍼法は、品質と機能性の高い短針を、より合理的に使用するために考案した技法です。

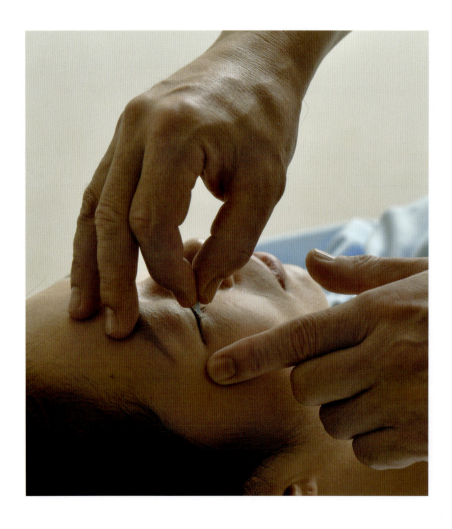

①正確で迅速な刺針

　顔面部の経穴に対する刺針では、正確な取穴と刺針が要求されます。特に「睛明」や「陽白」などの経穴に対する刺針では、1 mm未満の誤差によっても適切な反応を得ることができない場合があります。一方、鍼管には一定の内径があるため、上記のような経穴に対して正確な刺針を行うことができません。特に、ディスポーザブル鍼灸針に付属しているプラスティック製の鍼管は、内径が比較的に大きいものも存在するため、このような製品を使用した場合には、鍼管の内径の大きさに起因して、目標とする穴位や部位に対する刺針の正確さが失われることになります。

　一方、二指推鍼法では、最初に針尖を皮膚に接触させてから刺針を行うため、目的とする穴位や部位に対する正確な刺針を行うことができます。また、管鍼法では、弾入(もしくは挿管)から送り込みまでの過程に一定の時間を要しますが、二指推鍼法では、最初から針柄を持ち、直接、穿刺刺入を行うため、極めて迅速な刺針を実現することができます。

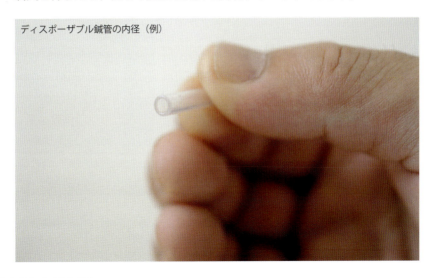

ディスポーザブル鍼管の内径(例)

二指推鍼法と管鍼法

	二指推鍼法	管鍼法
刺針に要する時間と正確さ	正確で迅速	鍼管の径により刺入点に誤差が生じる 一定の時間を要する
柔軟性と合理性	柔軟で合理的な刺針	斜刺や横刺での刺針がしにくい
切皮時の感覚	不快感が少ない	不快感を伴う
鍼管	不要	必要
押し手	不要(清潔)	必要

②柔軟で合理的な刺針

顔面部は形態的に凹凸が顕著であり、また、横刺や斜刺で刺針する場合も少なくありません。鍼管を用いる管鍼法は、直刺や深い角度による刺針には適しており、合理的な刺針を実現しますが、横刺や斜刺での刺針には、必ずしも適しているとは言えません。一方、二指推鍼法では、最初に針尖を皮膚に接触させてから刺針を行うため、目標とする針の刺入角度や刺針深度に応じて極めて合理的で柔軟な刺針を行うことができます。

③刺針時の不快感が少ない

管鍼法では、切皮の過程で針柄の後部を叩打する弾入という方法が用いられますが、頭部や顔面部では、弾入の「トントン」という感覚を不快に感じる利用者も少なくありません。一方、鍼管を使用しない二指推鍼法では、弾入という行為が行われないため、より不快感の少ない刺針を実現しています。

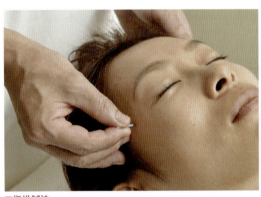
二指推鍼法

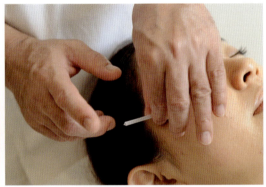
管鍼法

④鍼管が不要

「鍼管」は、刺針という鍼灸針の目的を容易に遂行するための「補助具」に過ぎません。しかし、前述した通り、製造技術の進歩によって進化を遂げた一部の日本製鍼灸針で刺針を行う場合には、鍼管は必ずしも必要ではないというのが筆者の見解です。

また、ディスポーザブルタイプの鍼灸針には、ディスポーザブルタイプのプラスティック製の鍼管が付属している場合がほとんどです。つまり、地球上のいたるところで、毎日、使用された鍼灸針と同じ数のプラスティッ

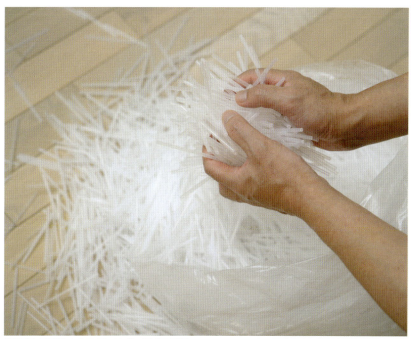

使用後に廃棄物となるディスポーザブル鍼管

ク製の鍼管が廃棄され続けているということであり、「Ecology」（自然環境保護）の視点からも理想的であるとは言えません。

⑤押し手が不要（清潔）

　二指推鍼法は、鍼管を使用しない刺針法であるため、「押し手」も必要ありません。押し手については、全世界的に賛否両論があり、日本独自の技法であることから、国内では尊重する姿勢が望まれています。

　しかし、一方では、WHO（世界保健機構）ばかりでなく、米国疾病対策センター（Centers for Disease Control and Prevention : CDC）、米国職業安全衛生局 (Occupational Safety and Health Administration : OSHA)、米国鍼灸財団（National Acupuncture Foundation）などは、いずれも「Clean needle technic」（清潔な刺針技術）の観点から否定的な見解を示しています。

　二指推鍼法は日本製の鍼灸針の優れた機能性に立脚した日本発の独自の技法であり、他国由来の技法ではありません。したがって、二指推鍼法は、極めて清潔に実践することができる日本独自の刺針技術であると言えるでしょう。

第2部

実践編

Chapter 6
二指推鍼法の実践

二指推鍼法の実際

　前述の通り、二指推鍼法は、現代の日本製鍼灸針の高度な品質と性能に依存して考案された技法であることから、過去においては、いかなる名人であっても実現できたものではありません。また、現代においても、全ての鍼灸針に適用できる技法ではなく、一定以上の品質と性能を備えた鍼灸針を使用しなければ、二指推針法は用いることはできません。二指推鍼法は、現代の鍼灸針の潜在的な性能を活かすことで生まれた技法であり、養顔鍼法の技法面における大きな特徴です。

　ここでは、セイリン製のディスポーザブルタイプの短針「Dタイプ」（3番）を使用して、二指推鍼法の実際について解説します。

二指推鍼法の持針法

　二指推鍼法では、持針法、すなわち針の「持ち方」が基本的で重要な要素となります。針の持ち方は、対象となる部位や経穴によって変わりますが、二指推鍼法には下記のような2つの基本の持針法があります。

　持針法①は、印堂、陽白、睛明など、顔面部の前面にある経穴に対する刺針や横刺での刺針に広く用いられる持針法であり、母指と示指を針柄に密着させて、針柄を縦方向に挟むように持つ持針法です。

　この持針法では、針尖は母指と示指の延長線上にある状態となり、刺針は母指と示指の屈曲と伸展による関節の動きと力を利用して行います。そのため、刺針の開始時には、母指と示指は屈曲した状態で、針柄は1mm程度見える位置で強く固定します。

　持針法①は、母指と示指に対して針を縦方向に持つことから、「縦持ち」と呼ぶこととします。

　持針法②は、主として太陽、聴宮、下関などの顔面部の側部にある経穴に刺針を行う場合に用いられる持針法です。

　指の長さには個人差があるため、持ち方は人によって多少異なりますが、手首を自分の方に向けて針を目の高さに持った時に、針の角度が母指と示指に対しておおよそ90度の角度になっていることを目安として針を持ちます。この時にも、針柄が1mm程度見える位置で針柄を強く固定します。

持針法②は、母指と示指に対して針を横方向に持つことから、「横持ち」と呼ぶこととします。

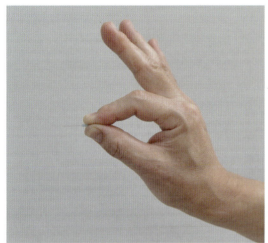
持針法①　縦持ち

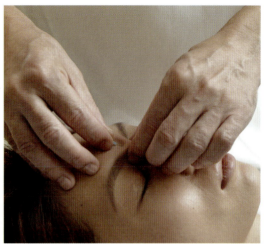
縦持ちで印堂穴に指針

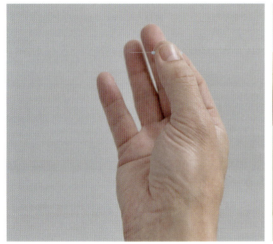
持針法②　横持ち

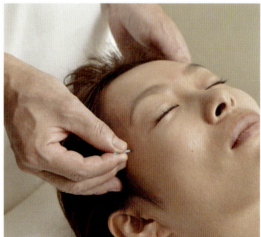
横持ちで太陽穴に指針

✻ 二指推鍼法の手順

印堂穴に対する刺針を例として、写真を用いて、二指推鍼法による刺針の手順を示します。二指推鍼法では、次のような手順で刺針が行われます。

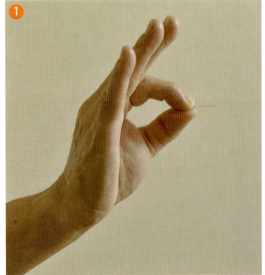
母指と示指で針柄をしっかりと固定する

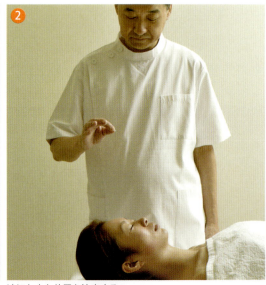
適切な立ち位置を決定する

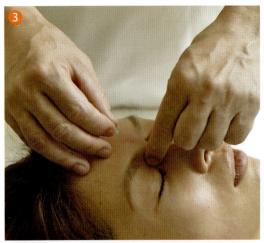
刺入部位を特定し、針尖を刺入部位の皮膚に軽く当てる

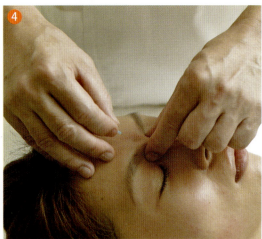
刺入角度と深度を決定する

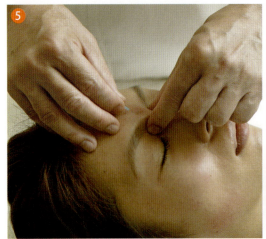
母指と示指で刺入する方向に対して忠実に圧力をかける

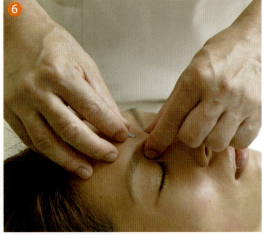
目的の深度に達するまで刺入する

二指推鍼法の刺針の要点

　二指推針法を用いて円滑な刺針を実現するためには、満たさなければならない要点が3つあります。そして、次の3つの条件を満たすことができれば、短針を用いた顔面部に対する刺針では、いずれの部位においても、極めて合理的で円滑な刺針を実現することができます。

> ①しっかりと針柄を持つ
> ②真っすぐに針を刺す
> ③刺針は速度や勢いに依存しない

①しっかりと針柄を持つ

　二指推針法では、母指と示指で針柄を持ち、針尖を刺入部位の皮膚に当て、刺入する方向に対して忠実に圧力をかけることで切皮を行います。

　管鍼法では、切皮は針柄の後部を叩打することによって行うため、切皮時に針柄を持つことはなく、針体を皮下に送り込む段階ではじめて持つことになります。そのため、管鍼法では、針柄がさほどしっかりと指で固定されていなくても、刺針を行うことができます。

　一方、二指推鍼法では、母指と示指によって針柄が固定された針の針尖にかかる圧力によって切皮が行われるため、母指と示指の力で針柄がしっかりと固定されていなければ、円滑な刺針を行うことができません。したがって、二指推鍼法では、母指と示指の力で「針柄をしっかりと持つ」ということが基本となります。

②真っすぐに針を刺す

　「針を真っすぐに刺す」ということは、二指推鍼法に限らず、本来はいかなる刺針法においても重要な基本原則となります。ところが、管鍼法では、鍼管の存在によって、針の切皮と刺入を比較的に容易に行うことができるため、刺入方向に対してかけるべき圧力の方向の「正確さ」がおろそかになる傾向があります。そのため、本人は真っすぐに刺針しているつもりでも、実際には真っすぐでない（圧力が横方向にぶれている）場合が少なくありません。そして、そのことに起因して、刺針の技術力が退化してしまう可能性もあります。

管鍼法では、切皮時には鍼管が使用されるため、針体が鍼管の径以上にたわむことはありません。しかし、鍼管を使用しない二指推鍼法では、切皮時には針尖に表皮の抵抗力による圧力がかかるため、刺入方向に対して忠実に圧力をかけていなければ、針体に対する圧力が横方向にそれ、針体がたわむ結果となります。

　そのため、二指推鍼法では、母指と示指の操作によって、針体がたわむことがないよう「針を真っすぐに刺す」（圧力を真っすぐにかける）ということが重要な点となります。

③刺針は速度や勢いに依存しない

　従来の刺針法では、針の切皮は勢いや速度に依存して行われてきました。しかし、現代の機能性の高い日本製の鍼灸針では、切皮は勢いや速度に依存しなくても円滑に行うことができます。

　二指推針法は、鍼管を使用しないという点では、中国式の刺針法と共通しています。しかし、この技法において、切皮は勢いや速度に依存して行わず、比較的に緩やかな速度で無理なく行うことが特徴です。

　二指推鍼法による刺針では、予め針尖を刺入部位の皮膚の表面に痛みを感じない程度に軽く当て、針尖が表皮に接触している状態から「押し込む」ように刺入します。このように、予め針尖を皮膚に接触させることで、刺入点がずれることがなく、また、決定した刺入角度と刺針深度に対して正確な刺針を行うことができます。

　この一連の過程において、刺針は「速度」や「勢い」に依存して行われることはありません。そして、針の切皮から刺入までの過程は一連の作業として行われます。

立ち位置と姿勢

　顔面部に対する刺針では、様々な方向や角度で刺入を行う場合があるため、刺針時の「立ち位置」が重要な要素となります。適切な立ち位置とは、最も自然な姿勢で合理的に刺針できる位置ということです。そのため、刺針を行なう部位と方向に応じて、どの位置に立てば最も自然な姿勢で合理的に刺針できるかを計算し、最適な立ち位置を決定します。

　例えば、右手で、顔面部の下方向に向けて刺針する場合には、受け手の

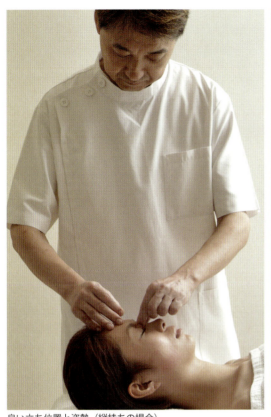

良い立ち位置と姿勢（縦持ちの場合）

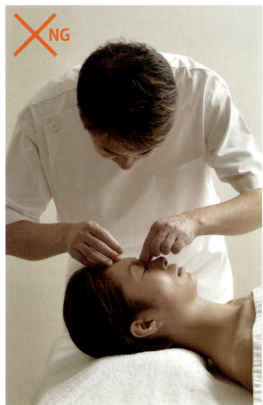

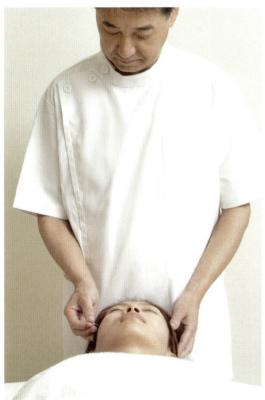

良い立ち位置と姿勢（横持ちの場合）

第2部 実践編──*Chapter6 二指推鍼法の実践

左側に立った方が合理的に刺針を行うことができ、反対に、顔面部の上方向に向けて刺針を行う場合には、受け手の右側に立つことが基本となります。

　二指推針法では、刺針を行う時の「姿勢」も重視しています。そして、理想的な姿勢とは、刺針時に、刺し手側の手関節、肘関節、肩関節に過剰な力がかかることのない「自然体」です。
　刺針時の姿勢は、針の持ち方（持針法）による影響を受けます。そのため、対象となる部位や刺針の方向などの条件により、適切な持針法を選択しなければ、正しい姿勢で刺針を行うことはできません。二指推鍼法の基本の持針法につきましては、64頁〜をご参照ください。

第2部

実践編

Chapter 7
二指推鍼法
トレーニング

母指と示指をトレーニングする

　前項で述べた通り、二指推針法を用いて円滑な刺針を実現するためには、「しっかりと針柄を持つ」「真っすぐに針を刺す」「刺針は速度や勢いに依存しない」という3つの要点を満たすことが必要です。そして、母指と示指の二指の機能を向上させるためのトレーニングを積むことで、この3つの要点を満たすことが可能になります。

　母指と示指の機能とは、針柄を持つ指の力と関節の可動性であり、筆者は、これらの機能を高めるための一連のトレーニング方法を考案しました。これらのトレーニングは、いずれも費用をかけずにいつでも手軽に行うことができ、二指推針法ばかりでなく、刺針技術そのものを大幅に向上させることができるでしょう。

紙コップを利用したトレーニング

はじめに、紙コップを利用したトレーニングを紹介します。

　このトレーニングの目的は、短針をしっかりと持ち、真っすぐに刺せるようにすることです。トレーニング方法は、短針で紙コップを貫通させることで、必要なものは短針と紙コップだけです。

　紙コップは人間の皮膚よりも固いため、針柄をしっかりと持っていなければ、針は紙コップには刺さりません。また、針を刺す指の圧力が、正確に真っすぐ前方にかかっていなければ、針体がたわみ、最終的には、針が曲がってしまいます。針柄をしっかりと持ち、針を刺す指の圧力が真っすぐに前方にかかっている場合にのみ、針は紙コップを貫通することができます。

　このトレーニングの最重要課題は、紙コップを貫通させることではありません。課題と目標は、「短針をしっかりと持って真っすぐに圧力をかける」ということであり、針が紙コップを貫通するのは、その「結果」です。

　したがって、このトレーニングは、「紙コップを貫通させる」ということではなく「針を曲げないように刺す」ということに目標を置いて行います。

トレーニングの手順

> 手順①　母指と示指で針柄をしっかりと持つ
> 手順②　針尖を紙コップの表面に当てる
> 手順③　針体が曲がったり折れたりしないよう、進行方向に向かって真っすぐに圧力をかける

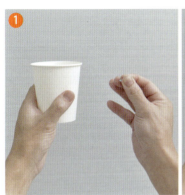
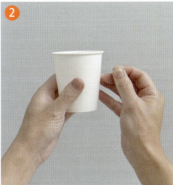
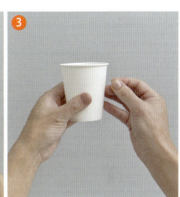

手順①

まず、横持ち（65頁参照）で、針柄をしっかりと持ちます。この時に、針柄を持つ位置が後ろ過ぎると、刺針の方向を安定させることが難しくなります。反対に、針柄を持つ位置が前過ぎると、針の刺入を行う時に自分の指が邪魔になります。

そのため、針柄が1mmくらい見える位置で針柄を持つことが持ち方の要点です。

手順②

続いて、刺し手の反対側の手で紙コップを持ちます。次に、刺し手の中指と薬指の指頭を紙コップの表面に当てて刺し手を支えます。そして、刺し手が安定した状態で針尖を紙コップの表面に当てます。

手順③

母指と示指で真っすぐに圧力をかけていきます。

この時に、針柄を十分にしっかりと持っていなければ、針尖にかかる圧力が不十分となり、紙コップを貫通させることはできません。

また、例えば、針体が上方にたわんでしまった場合には、真っすぐ前方にかけるべき圧力が上方にぶれていることを示しています。反対に、下方にたわんでしまった場合には、真っすぐ前方にかけるべき圧力が下方にぶ

れていることを示しています。このように、針体がいずれかの方向にたわんでしまった場合には、真っすぐ前方にかけるべき圧力が、たわんだ方向へぶれているため、ただちに圧力の方向を修正し、常に真っすぐ前方に圧力をかけ続けられるようにします。

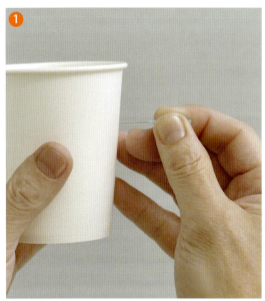

真っすぐに圧力をかける

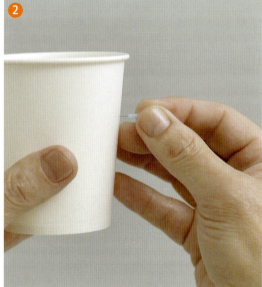

貫通

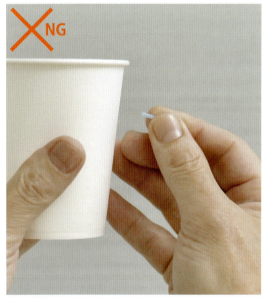

上方にぶれる

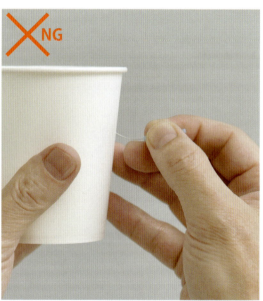

下方にぶれる

針体をたわめずに、真っすぐ前方に圧力をかけ続けることができれば、結果として、針はいずれ紙コップを貫通します。反対に、圧力の方向がぶれていて、針体がたわんだままの針を無理にコップに押し付ければ、針体はいずれ曲がってしまう結果となります。
　このトレーニングの目標は、針柄をしっかりと持ち、針の刺入方向に対して真っすぐに圧力をかけられるようにすることです。そのため、最初は貫通させるスピードを意識せず、針がたわんだら圧力の方向を修正し、ひたすら正確に真っすぐに圧力をかけることに専念します。

　前述の通り、このトレーニングにおける最重要課題は、紙コップを「貫通する」ということよりも、針を「曲げない」ということであり、針を曲げてしまった場合には、技術力が未熟であることを意味します。
　そのため、最初は、1本の針で、針体を曲げずにできるだけ多くの回数を貫通させることを目標として行います。そして、針を曲げることがなくなってきたら、次にスピードを意識して行います。
　筆者が行う実技講習では、最終的には1分間に20回以上、紙コップを貫通させることを最終的な目標としています。

＊二指の関節可動域を向上させるトレーニング

　二指推鍼法は、母指と示指の関節の運動によって実現される技法であることから、母指と示指の関節の可動域が広ければ広いほど、刺針を円滑に行うことが可能となります。そこで、母指と示指の関節の可動域を広げるためのトレーニングを紹介します。

＊トレーニング①

　はじめに、刺し手の母指と示指で短針の針柄をしっかりと持ちます。この時に、針尖が母指と示指の延長線上に位置するよう、真っすぐに持ちます。また、針柄が1mmくらい見える位置で針柄を持ちます。
　続いて、刺し手の上肢を肩の高さに挙上し、肘を伸ばし、手関節を背屈させます。そして、この状態で、母指と示指を最大屈曲位まで屈曲させ、続いて、最大伸展位まで伸展させます。そして、ゆっくりとこの動作を繰り返して行います。
　このトレーニングの目的は、母指と示指の関節の可動域を広げることであり、母指と示指をより大きく屈曲できるようにすることです。

多くの人が、この運動を繰り返す時に、中指から小指までの3指の関節が、母指と示指の動きに連動して動いてしまうでしょう。しかし、実際に刺針を行うのは母指と示指の2指のみで、中指から小指までの3指は、安定した状態で刺針を行うために刺し手を支持する役割を果たします。したがって、この3指の関節が、母指と示指の動きの影響を受けて動いてしまっては、刺し手を十分に安定させることができません。

　そこで、中指から小指までの3指は、母指と示指の運動の影響を受けな

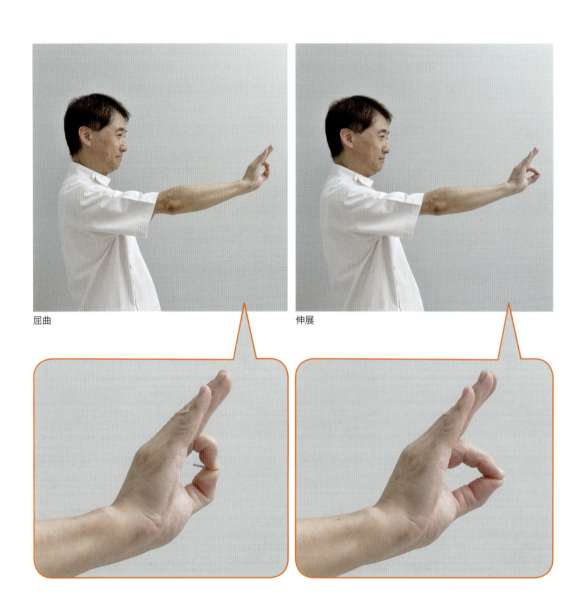

屈曲　　　　　　　　　　　　　　　　伸展

いようにトレーニングすることが必要となります。そのためには、刺し手の反対側の手を用いて、中指から小指までの3指を押さえた状態で、母指と示指の最大屈曲位までの屈曲から最大伸展位までの伸展の運動を繰り返して行います。このトレーニングを積むことで、母指と示指の2指は、中指から小指までの3指が影響を受けない状態で運動を行うことが可能となります。

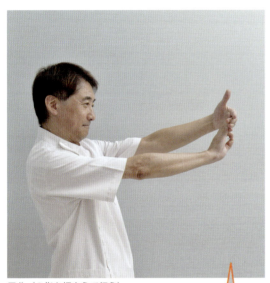

屈曲（3指を押さえて行う）

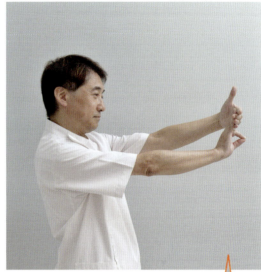

伸展（3指を押さえて行う）

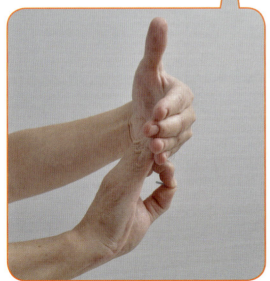

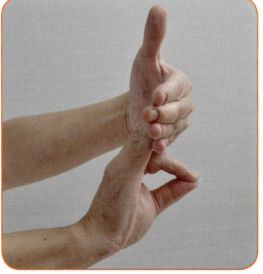

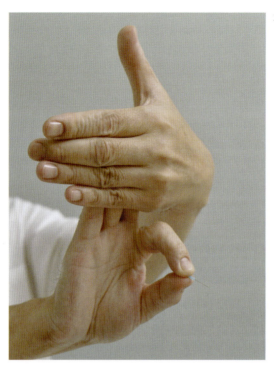

3指の押さえ方

*トレーニング②

　例えば、二指推針法を用いて睛明穴に対して直刺で刺針を行う場合には、手の甲を上方に向け、針尖を下方に向けた状態で行います。そのため、こ

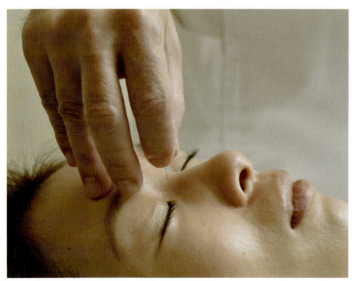

睛明穴への刺針

のような場合を想定して、次に、手の甲を上方に向け、針尖を下方に向けた状態で、上記と同様のトレーニングを行います。

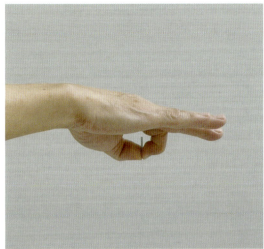
屈曲

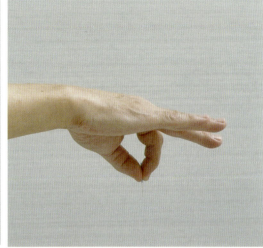
伸展

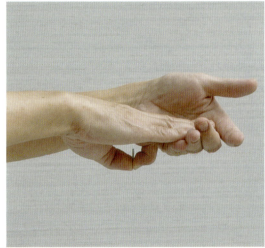
屈曲（3指を押さえて行う）

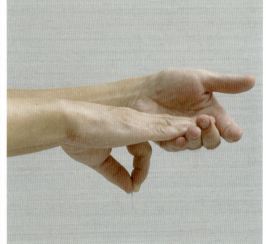
伸展（3指を押さえて行う）

✳ トレーニング③

　顔面部の前面に対して横刺で刺針を行う場合に、母指と示指の2指を上方に向け、2指が顔に対して水平の状態で針を刺そうとすると、肩が下がり、

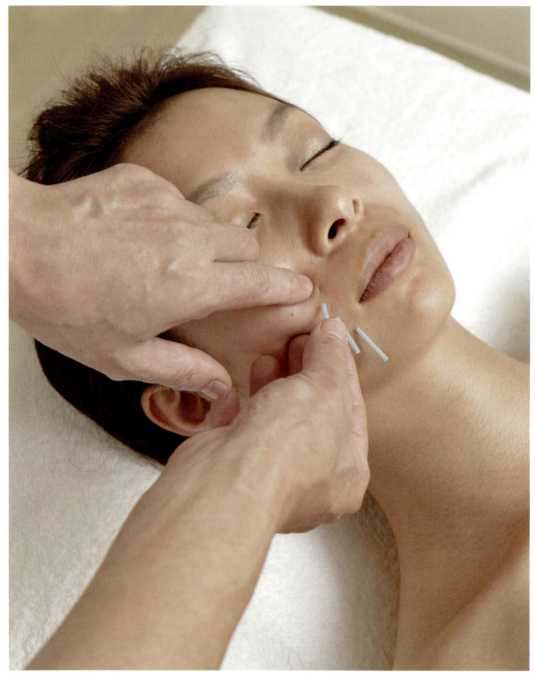

ほうれい線への刺針

腰が曲がってしまう傾向があり、体勢が崩れて合理的な姿勢で刺針を行うことができません。

　これに対して、写真のように、手掌を上方に向けた状態で針を刺せば、体勢を崩すことなく針を打つことができます。そのため、このような場合を想定して、次に、上肢を回外させ、手関節を背屈させた状態で、上記と同様のトレーニングを行います。

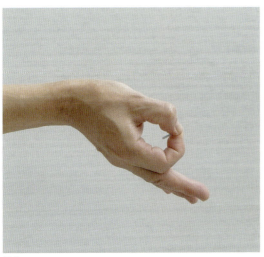

屈曲

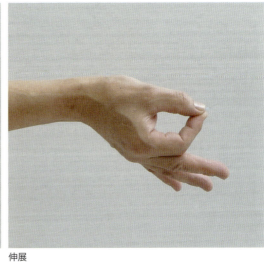

伸展

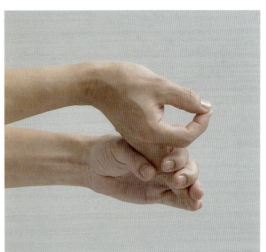

屈曲（3指を押さえて行う）　　　　　　　　伸展（3指を押さえて行う）

第2部

実践編

Chapter 8
顔面部の経穴への刺針

必須となる顔面部への刺針

　最も人目につきやすい部位であることから、美容の分野において、顔面部は審美上特に重要な部位として位置付けられており、美容鍼灸を実践する場合には、顔面部に対して刺針を行うことを避けて通ることはできません。また、養顔鍼法では、経穴ばかりでなく、表情筋、皮膚、皮下組織なども対象として刺針を行いますが、経穴は鍼灸の施術対象の基本です。

　そこで、本項では、二指推鍼法による顔面部の主要な経穴に対する刺針の技法について解説します。二指推鍼法の基本的な技法については、Chapter 6をご参照ください。

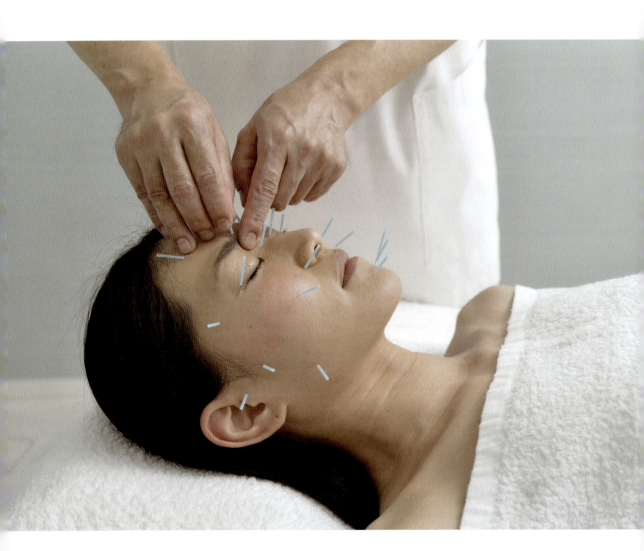

顔面部に対する刺針の注意点

　美容鍼灸の利用者は、多くの場合に健常者であり、「顧客」として位置付けられます。したがって、利用者の顔面部は「お客様のお顔」となりますから、極めて丁重にお取り扱いすることが求められます。

　例えば、お客様のお顔に対しては、常に手掌を向けて施術を行うことが基本であり、決して、手の甲を向けてはいけません。お客様のお顔に手の甲を向けることは、失礼な行為であるばかりでなく、顔面部や頭部に施術者の爪が接触して不快感を与えてしまう場合もあります。

　また、安定した状態で刺針を行うために、顔面部のどこかに薬指を置いて刺し手を支持する場合がありますが、利用者が不快感を感じることのないよう、薬指を置く場所には十分に配慮することが求められます。例えば、口唇、目の周囲、鼻の上などには、決して指を触れてはいけません。

　ここでは、顔面部の主要な経穴に対する刺針についての解説を行いますが、いずれの経穴に刺針を行う場合にも、上記のことについては、常に、十分に配慮することが必要です。

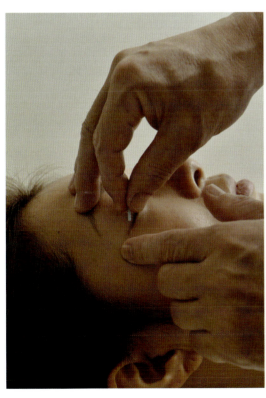 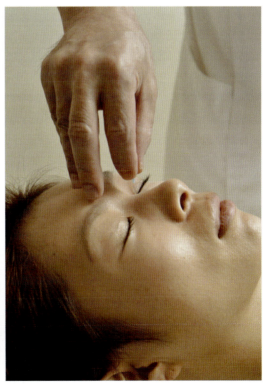

印堂穴への刺針

　印堂穴に対する刺針では、下方に向けて横刺で刺針する方法や晴明、攢竹に向けて透針する方法などがありますが、ここでは、「提捏刺入法」という刺針法を用いて山根に透針する方法を紹介します。

　提捏刺入法とは、刺し手と反対の手の母指と示指を用い、刺入部位の皮膚をつまみ上げて横刺で刺針する技法です。山根とは山のふもとという意味で、両目の間で鼻根の中央にあります。

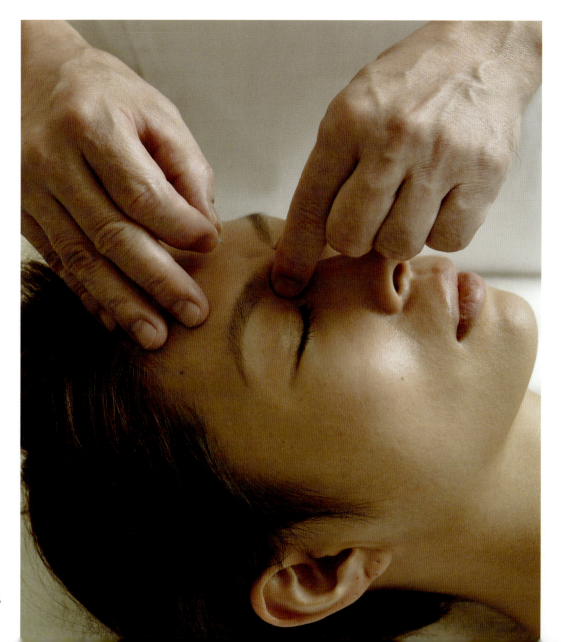

✳ 取穴と刺入点の決定

　印堂穴に刺針を行う場合には、64頁〜で解説した持針法①の「縦持ち」の持針法を用いて行います。立ち位置を決めて、腰を曲げずに自然に立ち、母指と示指を針柄に密着させて、針柄を縦方向に挟むように持ち、母指と示指の関節を屈曲させておきます。この時に、針尖は母指と示指の延長線上にある状態となり、針柄は1mm程度見える位置で強く固定します。

　正しく針を持ったら、印堂穴を取穴します。印堂穴は左右の眉頭を結ぶ線の中点にあります。左右の眉頭を結んだ線が正中線と交わるところに印堂穴を取穴して刺入点を定めます。山根は印堂穴の下方にあり、刺針は下方に向けて行うため、刺入点は取穴部位よりもやや上方に定めます。

✳ 刺針

　刺入点を決定したら、刺し手と反対の手の母指と示指を用いて眉毛の下縁あたりの皮膚を軽くつまみ上げます。提捏刺入法では、刺入部位の皮膚のつまみ方が浅すぎると、針が皮下の浅い層に刺されることになるため、つまみ方に微妙な調整が必要となります。

　また、刺針時に、刺入部位の皮膚に刺し手の爪が当たると、受け手が不快感を感じる場合があるため、刺針を支持する指の置き方にも配慮が必要です。

　続いて、この状態で刺入の角度を定めて刺入点に針尖を軽く当て、屈曲している母指と示指を伸展させることで、その動きと力を利用して針尖が向いている方向に対して忠実に針を進めます。この時の刺入角度は、刺針の対象となる人の鼻の高さや形状による印堂穴と山根を結んだ線の角度によって異なります。刺針を適切に行うことができた場合には、局所や鼻部に放散するような軽度の響きが感じられるので、この響きを得ることを目標として刺針を行います。

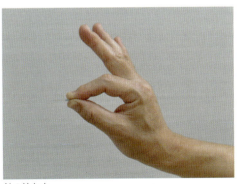

針の持ち方

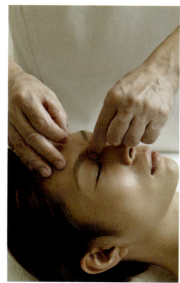 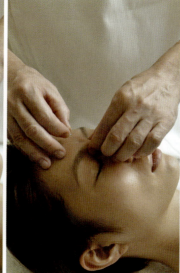 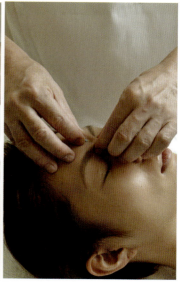

印堂穴への刺針

太陽穴への刺針

取穴と刺入点の決定

　太陽穴など、顔面部の側面にある経穴に直刺で刺針を行う場合には、64頁〜で解説した持針法②の「横持ち」の持針法を用いて行います。立ち位置を決めて、腰を曲げずに自然に立ち、横持ちで針を持ちます。

　指の長さには個人差があるため、持ち方は人によって多少異なりますが、手首を自分の方に向けて針を目の高さに持った時に、針の角度が母指と示指に対しておおよそ90度の角度になっていることを目安として針柄を持ちます。この時にも、針柄が1mm程度見える位置で針柄を強く固定します。

　正しく針を持ったら、太陽穴を取穴します。太陽穴は眉毛の外端と外眼角を結んだ線の中央から1寸後方にある陥凹部にあり、横持ちで針を持った刺し手の中指を用いて取穴することができます。眉毛の外端と外眼角を結んだ線の中央から1寸後方を触診すると、比較的明確に陥凹部に触れることができるので、正確にその部位で取穴します。陥凹部を探り当てることができたら、その陥凹部の中心に刺入点を定めます

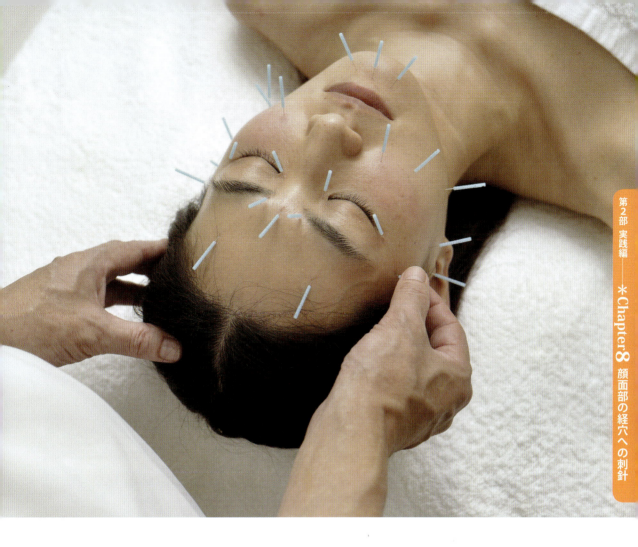

第2部 実践編 ＊Chapter8 顔面部の経穴への刺針

＊ 刺針

　刺入点を決定したら、刺入点に針尖を軽く当てて直刺で刺針を行います。切皮後の刺入の過程では、手関節をしっかりと固定し、二指から、手関節、肘関節、肩関節までの上肢全体を使って刺入することが要点です。

　同様の方法によって、聴宮、下関などの顔面部の側面にある経穴に刺針を行うことができます。

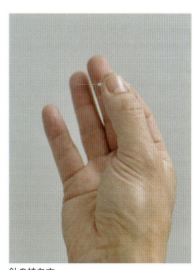

針の持ち方

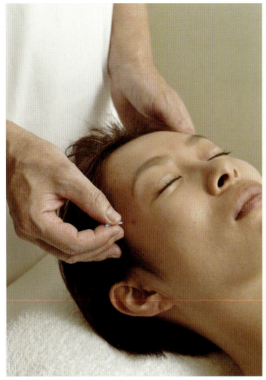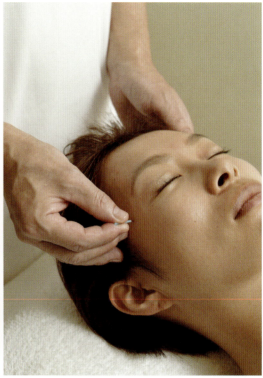

太陽穴への刺針

睛明穴への刺針

取穴と刺入点の決定

　立ち位置を決めて、腰を曲げずに自然に立ち、縦持ちで針を持ちます。正しく針を持ったら、睛明穴を取穴します。睛明穴は内眼角の内上方と眼窩内側壁の間の陥凹部にあります。

　最初に目を開けた状態で、内眼角の正しい位置を確認し、次に目を閉じた状態で、内眼角の内上方0.1寸の陥凹部に刺入点を定めます。

刺針

　刺入点を決定したら、前額部あるいは頬骨の上に薬指を置いて手を支えながら（92頁写真）、針を持った刺し手の母指と示指を屈曲させた状態で針尖を刺入点の皮膚に軽く当てます。続いて、屈曲している母指と示指を伸展させることで、その動きと力を利用して刺入を行います。

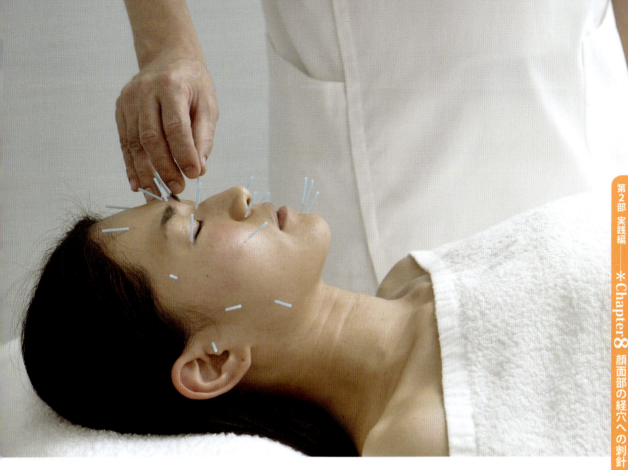

　睛明穴に対する刺針は、眼窩内縁に沿って直刺で行い、1秒くらいの時間で0.3寸程度刺入します。

✳ 刺針の要点と注意点

　睛明穴に刺針を行う場合には、下の写真の要領で針を持ちます。睛明穴は、1mm未満の取穴の誤差や数度の刺入角度の違いでも、刺針によって与えられる刺激の質や強さが大きく異なる微妙な経穴です。そのため、睛明穴に刺針を行う場合には、正確な取穴と適切な刺入角度で刺針を行うことが要求されます。

　睛明穴への刺針は、必ず内眼角よりもやや上方に取穴することが鉄則であり、刺針の要点は、刺入角度が正中の方向（鼻

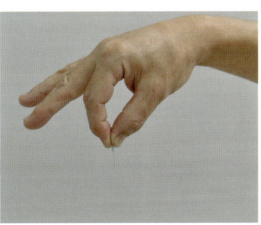

針の持ち方

第2部 実践編 ✳ Chapter 8 顔面部の経穴への刺針

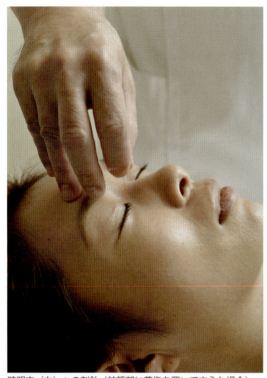
睛明穴（右）への刺針（前額部に薬指を置いて支えた場合）

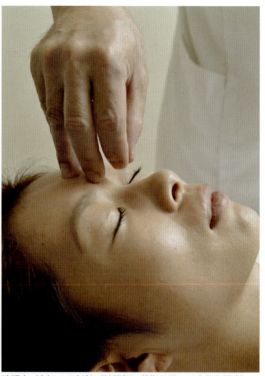
睛明穴（左）への刺針（前額部に薬指を置いて支えた場合）

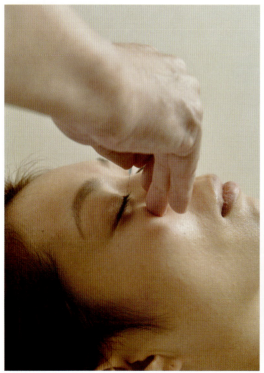
睛明穴（右）への刺針（頬部に薬指を置いて支えた場合）

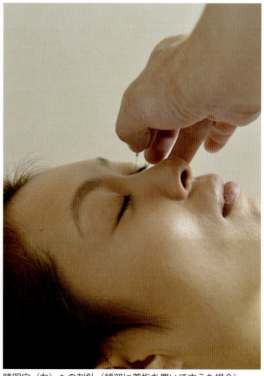
睛明穴（左）への刺針（頬部に薬指を置いて支えた場合）

の方向）にぶれることのないよう、睛明穴の直上から直刺で刺針を行うことです。

　睛明穴に対して、位置、角度、深度のいずれにおいても円滑で正確な刺針を実現するためには、顔面部のどこかに薬指を置いて刺し手を支持し、安定した状態で刺針を行うことが要点となります。この場合に、瞼、鼻、唇などの上や周囲に指を置かれると、受け手が不快に感じる場合が多いことから、顔面部に指を置く場合には、額部もしくは頬部に置くのが合理的です。

　睛明穴に対して適切に刺針を行うことができた場合には、術者は比較的に硬い組織に刺針したような感覚を感じ、受け手は比較的に強い刺激を感じると同時に、多くの場合に涙液が分泌されます。
　反対に、適切な刺針を行うことができなかった場合には、術者は糠に釘を刺したような空虚な感覚を感じ、多くの場合に、受け手は刺激を感じないか痛覚のみを感じ、涙液も分泌されません。
　睛明穴に対する刺針では、筆者は 15 〜 20 分の置針を行っています。

　このように、特に睛明穴に対する刺鍼では、ごくわずかな誤差によっても適切な反応を得ることができないことがあります。鍼管には一定の内径があるため、鍼管を使うと、上記のような経穴に対して正確な刺針を行うことができない場合があります。睛明穴のような微妙な経穴に刺針を行う場合には、機能性の高い日本製鍼灸針を使用し、鍼管は使用しない方が合理的です。

　目の周囲は、顔面部の中でも最も皮膚が薄い部位であり、皮下出血による青あざが生じやすい部位です（44 頁〜参照）。また、皮下出血は、刺入に起因して生じるだけでなく、抜針のしかたに起因して生じる場合も少なくありません。そのため、睛明穴に対して刺針を行う場合には、抜針の過程にも細心の注意を払うことが不可欠です。また、アルコール綿花等を使用する場合には、アルコール等の消毒液が目の中に入ることのないよう、十分に絞ってから使用することが必要となります。

✲攢竹穴への刺針

　攢竹穴に対する刺針では、主として上方、下方、外方に向けて刺針する方法があります。
　昨今、PC（パーソナルコンピュータ）やスマートフォンなどの電子機器

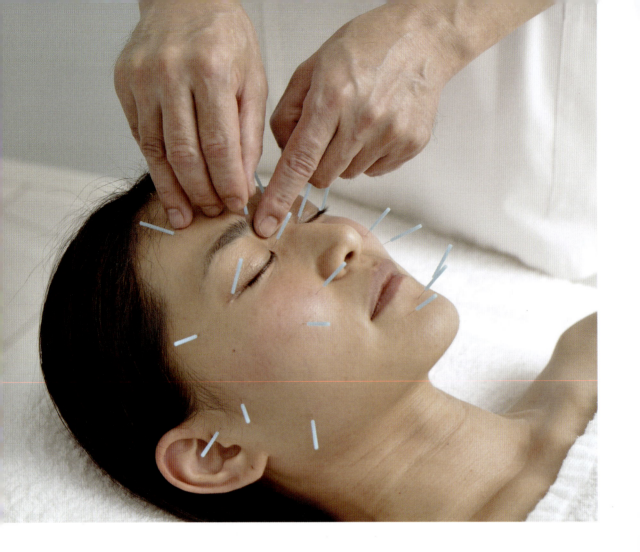

の普及により、眼精疲労やドライアイなどの目の症状を訴える人が増えています。そして、顔面部の経穴の多くは、主として局所に作用する経穴であり、攢竹、睛明、瞳子髎、四白、太陽などの経穴には、眼精疲労やドライアイなどの症状を改善する効果があるとされています。

　経気は刺針の方向に向かって流れるため、攢竹穴への刺針を目に対して作用させたい場合には、目の方向、すなわち下方に向けて刺針を行うことが原則となります。ここでは下方に向けて刺針する方法について解説します。

✱ 取穴と刺入点の決定

　立ち位置を決めて、腰を曲げずに自然に立ち、縦持ちで針を持ちます。
　正しく針を持ったら、攢竹穴を取穴します。攢竹穴は眉毛の内端の陥凹している部位にあります。眉毛の内端から外方に約0.1寸の部位を触診すると、比較的明確に眼窩上切痕の陥凹部に触れることができるので、刺し手と反対側の手の示指で注意深くその陥凹部を探り、正確にその部位で取穴します。この時、示指の指腹を皮膚に密着させ、やや強めの圧をかけて

左右に大きく擦ることで、この陥凹部は探り当てやすくなります。

陥凹部を探り当てることができたら、示指をその取穴部位にとどめておき、皮膚を軽く圧迫しておきながら刺入点を定めます。

下方に向けて刺針する場合には、刺入点は取穴部位よりも上方の眉毛の上際に定めます。刺し手と反対側の示指で攅竹の直上の皮膚を軽く押えておくのは、皮膚を固定しておくことで、切皮をより円滑に行うことができることが理由です。

✳ 刺針

刺入点を決定したら、針を持った刺し手の母指と示指を屈曲させた状態で針尖を刺入点の皮膚に軽く当て、眼窩上切痕の陥凹部に針尖を当てることを目標として刺入角度を定めます。この時の刺入角度は、刺針の対象となる人の眼窩上切痕の位置やいわゆる彫りの深さによって異なります。つまり、彫りが深い場合には刺入角度は深くなり、彫りが浅い場合には刺入角度は浅くなります。

刺入角度を決定したら、屈曲している母指と示指を伸展させることで、その動きと力を利用して刺入を行います。刺針深度は0.5寸程度とし、適切に刺針を行うことができた場合には、局所に放散するような比較的に強い響きが感じられるので、この響きを得ることを目標として刺針を行います。

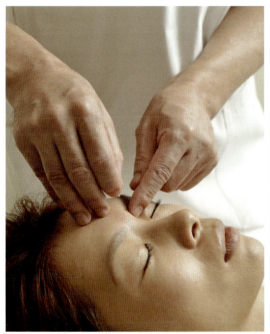
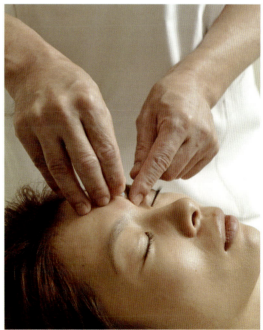

攅竹穴への刺針

瞳子髎穴への刺針

取穴と刺入点の決定

　立ち位置を決めて、腰を曲げずに自然に立ち、縦持ちで針を持ちます。
　正しく針を持ったら、瞳子髎穴を取穴します。瞳子髎穴は外眼角の外方0.5寸にあります。目を閉じた状態で外眼角の皺が終わる部位を触診すると、わずかな陥凹を感じることができるので、刺し手と反対側の手の示指で、注意深くその陥凹部を探ります。

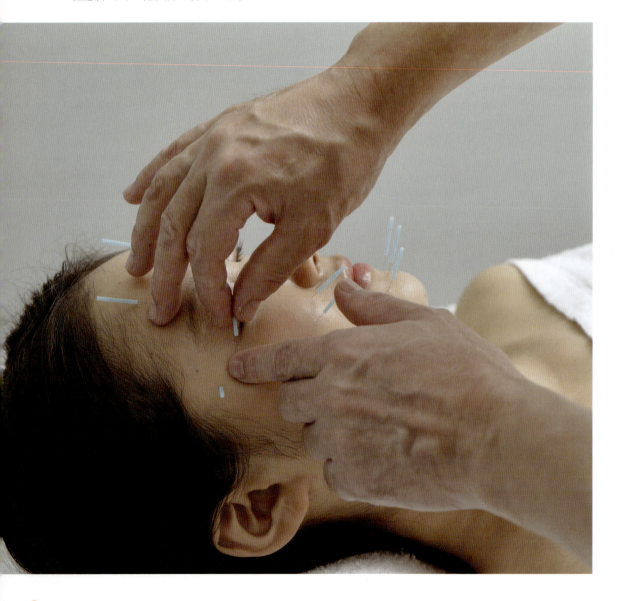

陥凹部を探り当てることができたら、示指をその取穴部位にとどめておき、皮膚を軽く圧迫しておきながら、取穴部位のやや手前で外眼角のわずかに外方に刺入点を定めます。

　刺し手と反対側の示指で瞳子髎の直上の皮膚を軽く押えておくのは、皮膚を固定しておくことで、切皮をより円滑に行うことができることが理由です。

✳ 刺針

　刺入点を決定したら、針を持った刺し手の母指と示指を屈曲させた状態で針尖を刺入点の皮膚に軽く当てて横刺で刺針します。

　刺針は、屈曲している母指と示指を伸展させることで、その力を利用して行います。顔面部に対して手の甲を向けて刺し手の指を置いた場合には、刺入部位の皮膚に刺し手の爪が当たり、受け手が不快感を感じられる場合があるため、下の写真のように、刺針は常に顔面部に対して手掌を向けて行います。

　刺針深度は0.5寸程度とし、適切に刺針を行うことができた場合には、局所に軽度の響きが感じられるので、この響きを得ることを目標として刺針を行います。

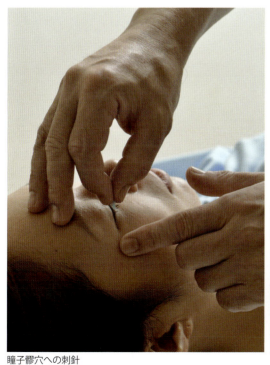 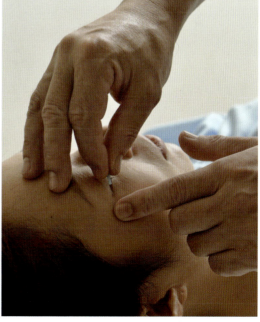

瞳子髎穴への刺針

陽白穴への刺針

取穴と刺入点の決定

　立ち位置を決めて、腰を曲げずに自然に立ち、縦持ちで針を持ちます。

　正しく針を持ったら、陽白穴を取穴します。陽白穴は眉毛の中央の上1寸にあります。真っすぐ前を見たときの瞳孔の直上で、眉毛の上約1寸の部位を触診すると、わずかな陥凹を感じることができるので、刺し手と反対側の手の示指で、注意深くその陥凹部を探ります。この時、示指の指腹を皮膚に密着させ、やや強めの圧をかけて左右に大きく擦ることで、この陥凹部は探り当てやすくなります。陥凹部を探り当てることができたら、示指をその取穴部位にとどめておき、皮膚を軽く圧迫しておきながら、取穴部位のやや手前に刺入点を定めます。

　陽白穴に対する刺針には、下方や内方に向けて刺針する方法などがありますが、ここでは下方に向けて刺針する方法について解説します。下方に向けて刺針する場合には、刺入点は取穴部位よりもやや上方に定めます。

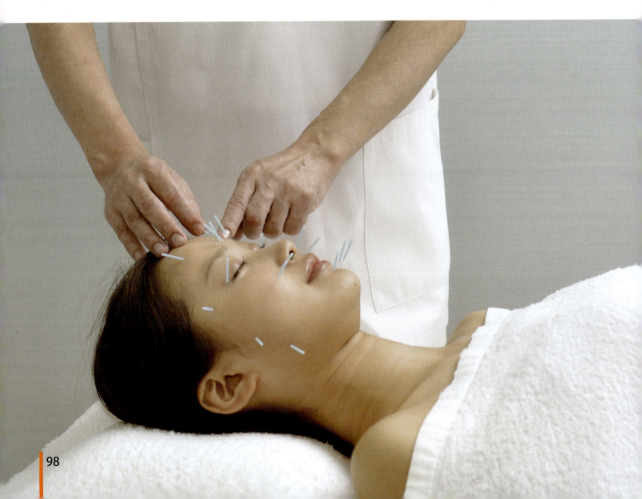

✱ 刺針

　刺入点を定めたら、針を持った刺し手の母指と示指を屈曲させた状態で針尖を刺入点の皮膚に軽く当て、おおよそ5～10度くらいに刺入角度を定めます。刺針は、屈曲している母指と示指を伸展させることで、その動きと力を利用して行います。

　また、顔面部に対して手の甲を向けて刺し手の指を置いた場合には、刺入部位の皮膚に刺し手の爪が当たり、不快感が感じられる場合があるため、下の写真のように、刺針を支持する指の置き方にも配慮することが必要です。

　刺針深度は0.5寸程度とし、適切に刺針を行うことができた場合には、足少陽胆経に沿って直上あるいは側頭部、耳の中などに、比較的に強い響きが感じられるので、この響きを得ることを目標として刺針を行います。

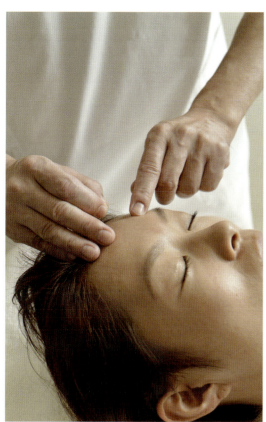 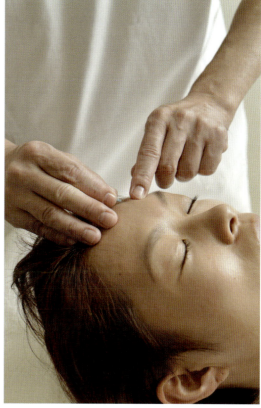

陽白穴への刺針

第2部

実践編

Chapter 9
頭部の経穴への刺針

頭部の薄い組織への刺針

　二指推鍼法による頭部の経穴に対する刺針の技法について解説します。
　頭部は、前頭筋、側頭筋、帽状腱膜などの極めて薄い組織に覆われていて、そのすぐ内側には頭蓋があるため、直刺や斜刺による刺針では、刺針深度の深い刺針を行うことはできません。そのため、頭部の経穴に対する刺針では、横刺で行った方が、より合理的な刺針を行うことができます。
　二指推鍼法では、横刺や刺入角度の浅い斜刺での刺針においても、合理的で柔軟な刺針を実現することができます。また、二指推鍼法では、弾入という行為が行われないため、頭部や顔面部においては、より不快感の少ない刺針を行うことができます。
　頭部は顔面部よりも、一般に、刺針による疼痛を感じにくく、また、横刺による刺針では、刺針深度の深い刺針を行うことが可能です。そのため、頭部に対する刺針では、筆者は、主として、1.6寸の5番の鍼灸針を使用しています。
　ここでは、例として、曲差穴と率谷穴に対する刺針について解説します。

曲差穴への刺針

取穴と刺入点の決定

　はじめに正中線上で前髪際の上0.5寸に神庭穴を取穴します。次に、額角髪際の直上0.5寸に頭維穴を取穴します。続いて、神庭と頭維を結んだ線を3等分し、内側1/3のところに曲差穴を取穴します。
　曲差穴を取穴したら、刺し手と反対側の手の示指を曲差穴に置き、取穴部位の手前で前髪際のやや後に刺入点を定めます。

刺針

　刺入点を定めたら、針を持った刺し手の母指と示指を屈曲させた状態で針尖を刺入点の皮膚に軽く当てて横刺で刺針します。刺針は、屈曲している母指と示指を伸展させて針体を送り込むことで行い、針体は0.5寸程度を残して全て刺入します。
　顔面部に対して手の甲を向けて刺し手の指を置いた場合には、刺入部位

の皮膚に刺し手の爪が当たり、受け手が不快感を感じられる場合があるため、写真のように、刺針は常に顔面部に対して手掌を向けて行います。

帽状腱膜は非常に薄く、頭部は球体であることから、刺入点をあまり前の方に定めてしまうと、刺針時に針尖が頭蓋骨に当たってしまうことになります。また、刺入の角度が浅過ぎると、針尖が頭皮を突き抜けて体外に出てしまう場合があり、反対に、刺入の角度が深過ぎると、針尖が頭蓋骨に当たってしまう場合があります。

そのため、曲差ばかりでなく、眉衝、頭臨泣、本神、頭維などの前髪際の後方にある経穴に刺針を行う場合には、少なくとも前髪際よりも後に刺入点を定め、帽状腱膜の層を目標として刺針します。

この時に、写真のように、刺し手と反対側の示指から小指までの3指を頭皮に当てることで、皮下の針体の状況を探ることができ、また、針体を圧迫して刺針の角度が浅くなるのを防ぐことができます。

同様の方法によって、眉衝、頭臨泣、本神、頭維などの前髪際の後方にある経穴に刺針を行うことができます。

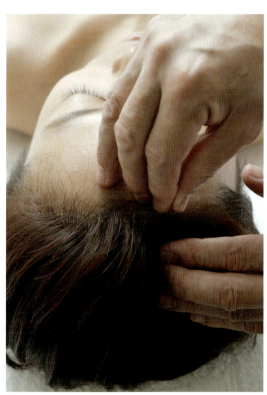
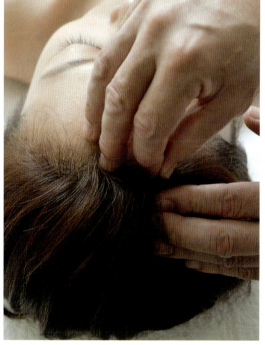

曲差穴への刺針

率谷穴への刺針

取穴と刺入点の決定

率谷穴は、耳介の尖端の直上で、髪際から1.5寸の凹部に取穴します。率谷穴を取穴したら、刺し手と反対側の手の示指を角孫穴に置き、取穴部位のやや手前に刺入点を定めます。

刺針

刺入点を定めたら、針を持った刺し手の母指と示指を屈曲させた状態で針尖を刺入点の皮膚に軽く当てて横刺で刺針します。刺針は、曲差穴と同様に、屈曲している母指と示指を伸展させて針体を送り込むことで行い、針体は0.5寸程度を残して全て刺入します。

顔面部に対して手の甲を向けて刺し手の指を置いた場合には、刺入部位の皮膚に刺し手の爪が当たり、受け手が不快感を感じられる場合があるため、写真のように、刺針は常に顔面部に対して手掌を向けて行います。

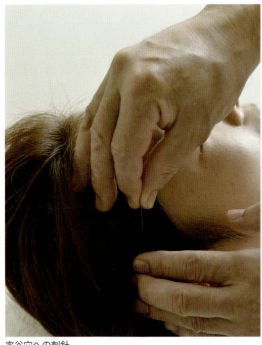 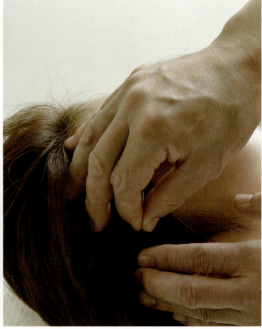

率谷穴への刺針

側頭筋には一定の厚さがあり、側頭部は比較的に扁平であることから、上記の曲差穴のように、前髪際の後方にある経穴に刺針を行う場合に比べて、率谷穴への刺針は比較的容易に刺針を行うことができます。

　この時に、写真のように、刺し手と反対側の示指から小指までの3指を頭皮に当てることで、皮下の針体の状況を探ることができ、また、針体を圧迫して刺針の角度が浅くなるのを防ぐことができます。

　率谷穴に対する刺針は、美容目的ばかりでなく、側頭部の治療などにも用いることができます。同様の方法によって、角孫、頷厭、懸顱、懸釐、曲鬢などの側頭部にある経穴に刺針を行うことができます。

第2部

実践編

Chapter 10

二指推鍼法による
体幹部への刺針

体幹部の刺針への応用

　二指推鍼法では、顔面部への美容目的の刺針ばかりでなく、鍼灸治療においても、要求される針の刺入角度や刺針深度に応じて、極めて柔軟で合理的な刺針を実現することができます。

　ここでは、二指推鍼法を用いた体幹部における治療目的の刺針の手法について紹介します。

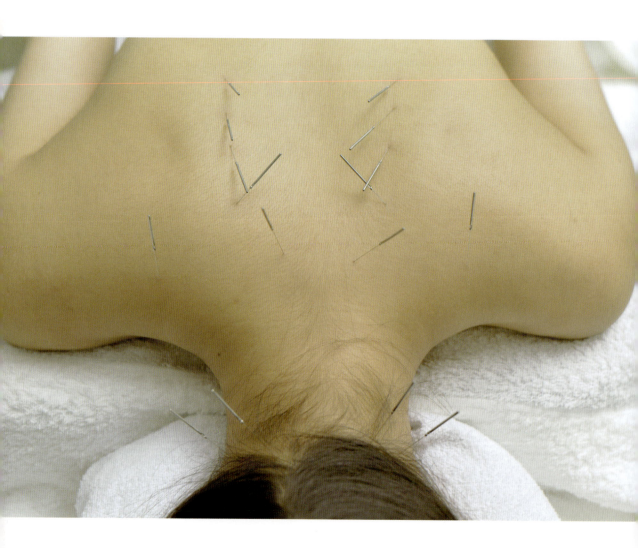

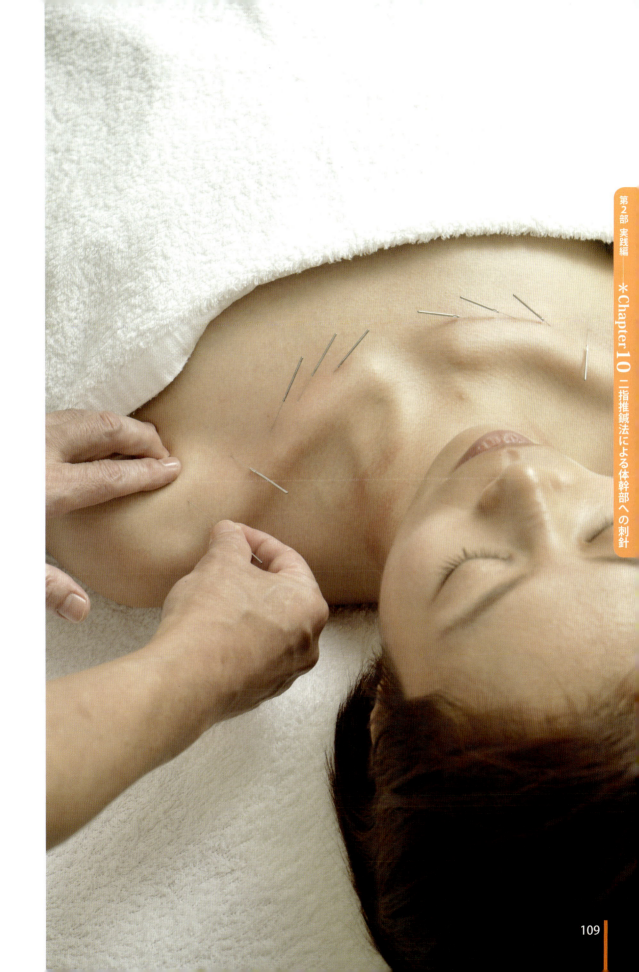

第2部 実践編 ＊Chapter 10 二指推鍼法による体幹部への刺針

肩甲骨上角・内側縁付近への刺針

　前述の通り、PCやスマートフォンの使用によって、肩甲骨の周囲、特に上角と内側縁の付近に凝りや痛みを訴える患者さんが増えています。一方、この部位の深部には肺があり、刺針に起因して気胸が起こる可能性があるため、この部位に対する刺針は危険性を伴います。しかし、実際には、この部位の問題の多くは、僧帽筋、小菱形筋、肩甲挙筋などの筋層にあり、刺針は必要以上に深く行う必要がありません。

　二指推鍼法では、斜刺や横刺での刺針も柔軟で円滑に行うことができるため、この手法を用いることで、目標とする組織に対して、適切な刺入角度と刺針深度で刺針を行うことができ、気胸が起こる可能性を危惧する必要もありません。

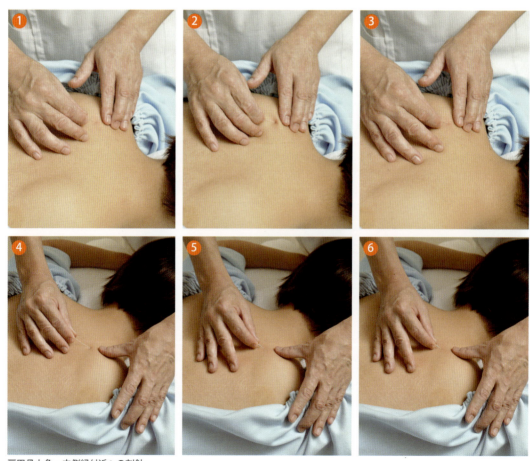

肩甲骨上角・内側縁付近への刺針

はじめに触診によって肩甲骨の上角と内側縁を探り、肩甲骨の上角の際を貫くようにして、角度の浅い斜刺で刺針を行います。次に肩甲骨の内側縁に沿って角度の浅い斜刺で、針を繋げるようにして、2〜3本刺針します。

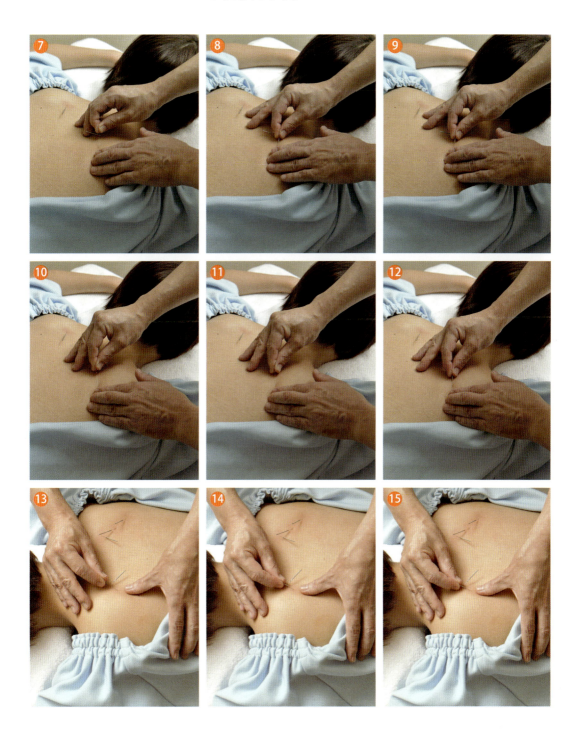

背部への刺針

　背部における脊柱起立筋、あるいは足太陽経筋に対する刺針についても、直刺や角度の深い斜刺で刺針を行う場合には、やはり肺に対する注意が必要となります。

　一方、二指推鍼法を用いて、比較的に角度の浅い斜刺で刺針を行うことで、肺に対する危険性を回避することができ、同時に、脊柱起立筋、あるいは足太陽経筋の走行に沿った合理的な刺針を実現することができます。

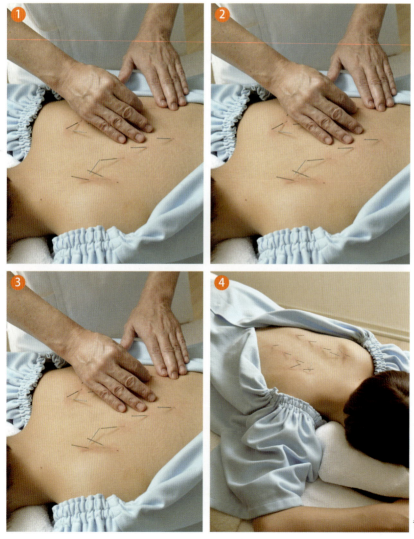

背部への刺針

鎖骨下部への刺針

　大胸筋と鎖骨下筋が付着している鎖骨下部に凝りや張りを訴える患者さんは少なくありません。しかし、この部位の深部には肺があるため、直刺での刺針には危険を伴います。

　一方、二指推鍼法を用いて、写真のように横刺で刺針を行うことで、この部位に対して、柔軟で危険性のない刺針を実現することができます。

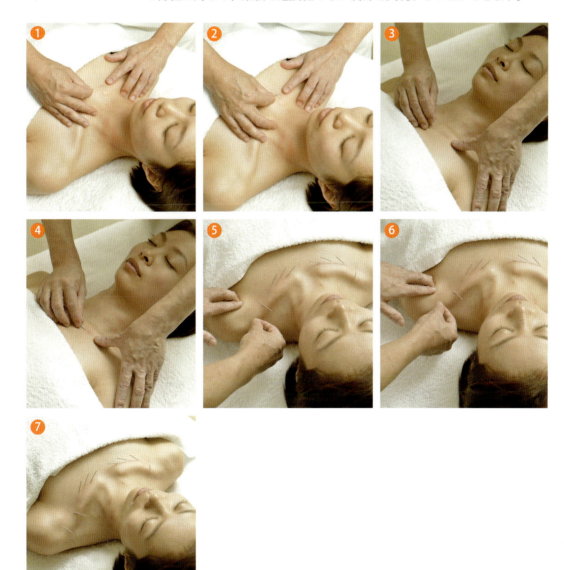

鎖骨下部への刺針

胸鎖乳突筋への刺針

　胸鎖乳突筋は動きやすい筋肉であり、鍼管を使用して刺針を行うことが極めて難しい筋肉です。
　一方、針の刺入部位をつまみ上げて刺針する提捏刺入法と二指推鍼法を用いることで、胸鎖乳突筋に対して合理的な刺針を行うことが可能となります。

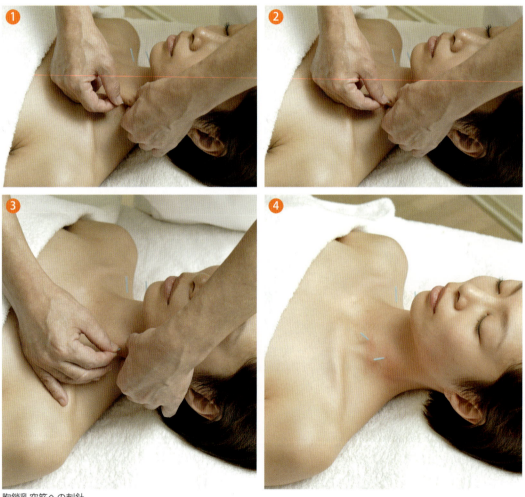

胸鎖乳突筋への刺針

第3部

理論編

Chapter 11
気・血・津液と美容

気・血・津液とは

　東洋医学では、人間の体は、「気」「血」「津液」という基本物質によって構成されて、生命活動が維持されていると考えられています。気は、生命活動を行うためのエネルギーであり、血は、体内を流れる赤い物質とその機能のことです。また、津液は唾液、胃液、関節液、涙など、関節液、細胞の中の水など、血以外の体に必要な体液の総称です。

　人は空気を吸い、食物を摂取することで生命活動を維持しています。東洋医学においても同様の認識があり、気、血、津液は、「脾」「胃」の働きによって飲食物から摂取された「水穀の精微」と呼ばれる栄養物質と「肺」の働きによって空気中から摂取された「清気」と呼ばれる物質が結合することによって生み出され、経絡を通じて全身の上下内外に供給され、全身の組織、器官の生理活動を推進する原動力を供給しています。

　気・血・津液は本来は固有の物質ですが、互いに成り変わったり協調し合ったりする関係を持っています。また、これらの物質を陰陽に帰類させると、気は機能的で活動的であるため陽に属し、血と津液は物質的なものであるため陰に属すとされています。

　気、血、津液は、美容面においては、人体の形態美と機能美の基礎を成しており、同時に、顔面、体、目・鼻・耳などの感覚器、髪、体毛などに活力を与えて、はり、つや、潤いなどをもたらしています。

気	人体を構成しその生命活動を維持する最も基本的な物質 活気が強く絶えず運動する精微な物質（目に見えない生命エネルギー）
血	脈管中を流れ栄養を含む赤い液体 全身を循環し、各臓腑、器官、組織を栄養する
津液	体内のあらゆる正常な水液の総称（唾液、涙、胃液など）

気と美容

　東洋医学において、「気」は、現代の認識における「生体エネルギー」（vital energy）に相当する概念であり、東洋医学において、人間が生命活動を維持する上で、最も基本的で重要な物質であるとされています。

　気には下記のような5つの作用があり、気の虚損、停滞、乱れなどは、

気の作用を障害し、人体の健康と美容に悪影響を及ぼすと考えられています。

気の作用
①推動作用（推進する働き）
②温煦作用（温める働き）
③防御作用（体を防御する働き）
④固摂作用（外へ漏れることを防ぐ働き）
⑤気化作用（物質を変化させる働き）

①推動作用（すいどう）

　気には強い活力があり、その活力によって生理機能を刺激し推進する機能を果たしています。このような働きは「推動作用」と呼ばれ、人間が健全に成長したり、内臓、器官、経絡などが正常で円滑に機能するのは、気の推動作用の働きによるものです。

　したがって、気が不足したり、気の流れが滞ったりすると、下記のような現象が起こり得るため、美容に悪影響を及ぼす場合があります。

▷成長・発育に影響を与え、形体が不均整となり老化を早める。
▷気、血、津液の生成と循環に悪影響を及ぼす。
▷内臓や器官の生理機能が低下し、損容性疾患（36頁参照）が発症しやすくなる。
▷推動作用の不調に起因して脾・胃の機能が失調すると、水穀の精微を円滑に運化することができなくなる。また、痰飲水湿を運化できなくなり（水分代謝が低下）、むくみや肥満を引き起こす。
▷推動作用の不調により血行が悪くなると瘀血が停滞する。

推動作用の失調による美容への影響
顔色がすぐれない（青白い、黄色っぽい）、皮膚が痩せ衰える、皮膚がたるむ、乾燥肌、皺、肌荒れ、くすみ、色素沈着、慢性湿疹、毛髪につやと力がなくなる、脱毛、ドライアイ、むくみ、肥満など

②温煦作用（おんく）

　気には体を温める働きがあります。このような働きは「温煦作用」と呼ばれ、気の温煦作用は人体の体温を維持し、それによって内臓や経絡の生

理機能も維持されています。現代医学においても、体温が低下すると基礎代謝や血液循環が低下することが知られていますが、東洋医学においても、人間の生理機能が正常で円滑に働くためには、気の作用によって体が適度に温められていることが必要であるとされています。

また、血や津液などの液体物質も、気の温煦作用によって適度に温められることで、体内を正常に循環することができると考えられています。したがって、気の温煦作用が失調すると、体内の寒熱のバランスが失調して冷えの症状があらわれ、下記のような現象が起こり得るため、美容に悪影響を及ぼす場合があります。

▷体温の低下を引き起こし、臓腑の機能が低下する。
▷気、血、津液の循環が低下することで、顔色が青紫色となり四肢が冷える。
▷気を散ずることができなくなり、鬱滞した熱が頭顔面部に昇ることで、顔面にできものや口臭が発生する。

温煦作用の失調による美容への影響
顔色と皮膚が蒼白になる、四肢が冷える、顔面部や口舌のできもの、毛髪につやと力がなくなる、口臭など

③防御作用（体を防御する働き）

気には、体の表面の皮膚や粘膜を保護し、健康に悪影響を及ぼす外部の因子（外邪）が体に侵入するのを防ぐ働きがあります。現代医学的にも、体力が充実している時には、ウイルスや菌類などに対する「抵抗力」も強い状態であると認識されていますが、東洋医学において、この抵抗力に相当するものが、気の「防御作用」と呼ばれる機能です。

気の防御作用には、外邪の侵入を防ぐ作用と、既に人体に侵入した外邪と闘って外に追い出すことで体の健康を回復させる作用の2つの作用があります。

気の防御作用が失調すると、体表や体内が外邪の侵襲を受けやすくなることから、下記のような現象が起こり得るため、美容に悪影響を及ぼす場合があります。

▷口、鼻や皮膚から外邪が侵入しやすくなり、体表部の外見に悪い影響を与える。
▷皮膚と毛髪を保護する働きが弱まり、皮膚と毛髪が乾燥して弱くな

る。
▷外邪の侵入により損容性疾患が引き起こされる。

防御作用の失調による美容への影響
できもの、反復的な皮膚感染、皮膚過敏、皮膚の皸裂など

④固摂(こせつ)作用（外へ漏れることを防ぐ働き）

　気には、ものが漏れたり落ちたりするのを防ぐために、引き締めたり支えたりする働きがあります。このような気の機能は「固摂(こせつ)作用」と呼ばれ、血液が脈管の外に漏れ出すのを抑え、汗・尿・唾液・胃液・腸液等の過剰な分泌と排泄を抑えて液体の損失を防ぎ、腹腔内の内臓を一定の位置に固定して下垂を防ぎ、男性の精液が過剰に漏れ出すのを防いでいます。そして、多汗、内臓下垂、脱肛などは気の固摂作用の失調が原因であると考えられています。

　気の固摂作用が失調すると、下記のような現象が起こり得るため、美容に悪影響を及ぼす場合があります。

▷体内の液体物質が大量に流出して臓腑の機能を低下させることで、各種の損容性疾患が発生する。
▷血を固摂できなくなると、各種の出血の原因となり、顔面蒼白、皮下出血などを引き起こす。
▷津液を固摂できなくなると、発汗過多、流涙を引き起こす。

固摂作用の失調による美容への影響
顔色、唇、爪の色がすぐれない、皮下出血が起きやすくなる、皮膚のはりとつやが失われる、発汗過多、涙腺の分泌異常など

⑤気化作用

　気化とは、気の働きによって「自らと別のものに変化する」という意味であり、現代医学における各種の「代謝」と類似した概念です。人体は絶えず周囲の環境から必要な物質を取り込み、同化作用を通じて自分の組成部分に同化させると同時に、異化作用によって人体の自身組織の老廃物を排泄しています。そして、この物質代謝の一連の過程は、気の気化作用によって実現されています。

人体を構成する基本的な物質である気、血、津液は、気の気化作用によって転化する場合があり、例えば、必要に応じて気が血に転化する場合があるとされています。また、体内に取り込んだ飲食物を「水穀の精微」に変え、さらにそこから、気、血、津液を生み出す過程も、飲食物の中の不要物質を取り出し、排泄物に変える過程も、気の気化作用によって成立しています。

　気の気化作用が失調すると、物質代謝の一連のプロセスに影響を与えることで、下記のような現象が起こり得るため、美容に悪影響を及ぼす場合があります。

▷気、血、津液の代謝に影響を与え、各種の損容性疾患の原因となる。
▷水分代謝が失調すると、水湿が停滞して眼瞼浮腫、むくみなどが生じる。
▷血の生成が失調すると、顔色が蒼白になる、皮膚と体毛が乾燥してつやがなくなる、瘀斑、脱毛などの症状があらわれる。

気化作用の失調による美容への影響

○血の生成の失調
　顔色、唇、爪の色がすぐれない、痩せ、毛髪が弱くなる、毛髪のつやがなくなる、脱毛、白髪、ふけなど

○津液の生成や水液代謝の失調
　皮膚乾燥、むくみ、肥満、眼瞼浮腫など

気の種類

元気

　原気、真気とも呼ばれ、生命活動の原動力で最も重要かつ根本的な生命エネルギーです。元気は腎に貯えられた精から生み出され全身を巡っていて、絶えず水穀の精微の補充が必要とされます。元気は腎精から生まれるため先天的な生命力と深く関係します。

宗気（そうき）

　肺から吸い込まれた清気と脾胃によって消化吸収された水穀の精微が結合して生み出され、胸部の中心に集中しています。肺の呼吸と心の拍動を

コントロール（推動作用）しています。

営気（えいき）

　脾胃によって消化吸収された水穀の精微から生み出されます。栄養が豊富なため「栄気」とも呼ばれます。営気は血の重要な部分として脈中を巡っており、機能的には血とほぼ同一のものと考えられています。臓腑や全身の組織器官等を栄養する（栄養作用）重要な働きがあります。

衛気（えき）

　営気同様、脾胃によって消化吸収された水穀の精微から生み出されます。営気が脈の中を巡っているのに対して、衛気は脈の外を流れ、皮膚や筋肉の間をすばやく巡っているとされています。衛気の衛は防衛の意味で、体表から臓腑にまで分布して体内に外邪が侵入してくるのを防いでいます（防衛作用）。また、皮膚や臓腑の体温を維持したり（温煦作用）、汗などの分泌液が過剰に体外に漏れ出るのを防いでいます（固摂作用）。

血と美容

　東洋医学において、「血」とは、脈中を流れる赤い液体であり、人間の生命活動に欠かすことのできない栄養物質として認識されています。
　血は五臓六腑の「脾」「胃」の働きによって、飲食物から摂取した栄養物質から代謝されて経絡を通じて全身の上下内外に供給され、全身の臓腑、組織、器官を滋潤して栄養を与え、生理活動を推進する原動力を供給しています。同時に、顔面、体、目・鼻・耳などの感覚器、髪、体毛などに活力を与え、美容面においては、皮膚にはり、つや、潤いなどを与え、顔面部の血色を良好な状態に保持しています。

血の働きと美容

①栄養滋潤作用

　血は強い栄養滋潤作用を持ち、脈中を循環して全身を巡り、内では五臓六腑を巡り、外では皮肉筋骨に達し、全身の組織器官に栄養と滋潤作用を

及ぼしています。そして、各組織器官は、血によって滋潤され、栄養を得ることで、それぞれの機能を発揮することができるとされています。

そのため、局所と全身に、血が十分に供給されていれば、臓腑は健全に機能し、筋骨は頑強な状態を維持することができます。また、美容面においては、血の滋潤と栄養を得ることで、顔面部の血色は良好で、皮膚は張りと潤いを保ち、毛髪や爪はつややかな状態を維持することができます。

反対に、何らかの要因によって血が不足し、血が末端まで行き届かなかったり、運行が停滞した場合には、各臓腑、組織、器官は十分な営養と滋潤を受けることができなくなり、正常な生理活動が損なわれて、局所的あるいは全身的な病理変化が生じることになります。そして、美容面においては、顔色がくすんだり黄色っぽくなる、皮膚が乾燥して落屑が生じる、毛髪が弱くなる、爪がもろくなる、肌肉が痩せ衰えるなどの症状があらわれ、人の容貌や容姿に悪影響を及ぼします。

②身体の運動と感覚の維持

東洋医学には、「目が血を受けて視ることができる」「足が血を受けて歩くことができる」「手が血を受けて握ることができる」「指が血を受けて摂ることができる」という言葉があります。人体の各組織、器官は、血の滋潤と栄養を得ることで、それぞれの機能を発揮することができ、身体の運動と感覚は、血の滋潤と栄養によって維持されているのです。

そして、血の栄養滋潤作用は、特に視覚と運動に不可欠な要素であると認識されています。したがって、局所と全身に、血が十分に供給されていれば、筋肉や関節は円滑な運動を行うことができ、正常な視覚を維持することができます。

反対に、筋を主っている「肝」、および筋肉や関節の局所に対する血の供給が不十分であれば、その正常な運動は損なわれることになります。また、肝に対する血の供給が損なわれた場合には、眼が乾燥して視力が減退する場合があります。

美容面においては、顔面部の筋肉（表情筋）の機能が損なわれ、容貌に悪い影響を及ぼす場合があります。

③精神活動の基礎的物質

血のもう1つの働きは、「神志」に関わる働きです。『霊枢・平人絶穀編』には「血脈和利、精神乃居」という記載があり、血脈の流れが円滑であれば精神が安定すると述べられています。

血は「神志」を主る「心」に栄養を供給することで、明晰な精神活動を

成立させており、精神活動を行うための基礎的物質であると認識されています。したがって、血の供給が十分であれば、神志は明晰で、精神は活発となり、両目には「神」が宿り、感覚も敏感となります。しかし、何らかの要因によって、心に対する血の供給が不足した場合には、神志は恍惚状態となり、精神は不振となり、目は光りを失って、感覚や反応は鈍感となります。

つまり、「目力(めぢから)」を持つためには、心に十分な血が供給され、精神活動が活発であることが必要であるということです。

血の異常と美容上のトラブル

血は健康と美容を維持するために最も基本的で重要な物質であり、上記のように様々な重要な働きを担っているため、体内に十分に満ちていることと全身を円滑に巡っていることが重要です。

不足や停滞などの要因によって、血の正常な状態が損なわれると、「血虚」「血瘀」「血熱」などと呼ばれる病理変化が引き起こされます。

血虚

血は脾胃の働きによって「水穀の精微」から代謝されるため、身体に必要な気を十分に生み出すためには、脾胃が正常に機能していることと正しい食生活を営むことが不可欠です。

ダイエットによって食事を十分に取らなかったり、不規則な食事をすると、身体に必要な血を十分に得ることができなくなります。血が不足した状態は「血虚」と呼ばれ、血虚の状態になると血の栄養滋潤作用が低下し、健康だけではなく美容にも様々な悪影響を及ぼすことになります。

血虚による美容への悪影響

顔面部の血色不良、顔面部の皮膚が痩せ衰えて黄色っぽくなる、顔面部の皮膚につやがなくなる、肌荒れ、皮膚が乾燥して落屑が生じる、顔面痙攣、皮膚の掻痒感、毛髪と爪につやと力がなくなる、眼精疲労、ドライアイなど

血瘀

　東洋医学では、「気」が「血」を引っ張ることで脈中を循行しているとされています。そのため、ストレスなどが要因となって気の流れが滞ると、著しい場合には、それに伴って血の流れも滞り、「血瘀」と呼ばれる状態となります。

　血瘀は下記のような美容に関連する様々なトラブルの要因にもなることから、滞った気血の流れを改善することは、美容においては非常に重要です。

血瘀による美容への悪影響
皮膚の色が浅黒くなる、しみなどの色素沈着、肌荒れ、脱毛など

血熱

　高脂肪、アルコール、辛味の食品、味の濃い食品などの過剰摂取やストレスなどが要因となって、体内に「熱」が鬱積し、この熱が血に作用して、血に熱が鬱積すると「血熱」と呼ばれる状態となります。

　血熱の状態になると、血行が速まり、熱のこもった血が循行する経絡、脈管、臓腑などに損傷を与え、また、脈管を破って出血しやすくなるため、美容に関連する悪影響を及ぼす場合があります。

血熱による美容への悪影響
皮膚潮紅（皮膚の色が赤くなる）、皮下出血が起こりやすくなる、脂性肌、にきび・吹き出物、脱毛、白髪、精神不安

津液と美容

津液と美容

　「津液」は、血以外の全ての体内の正常な水液（体液と胃液、腸液、唾液、涙、尿などの分泌液）であり、東洋医学では、気、血と同様に、人体を構成し、人体の生命活動を維持する基本物質として認識されています。

　津液は、飲食物を原料として、肺・脾・胃・大腸，小腸・腎・膀胱の協

調による複雑な過程を経て生成され、脾の昇清作用によって肺に運ばれ、肺の宣発と粛降作用を通じて、各臓腑、四肢、皮毛など、全身に供給されます。

✴ 津液の作用

　津液は、各臓腑、組織、器官に対して、「濡養（なんよう）」と「滋潤（じじゅん）」という働きを持っています。濡養とは液体によって栄養を与えるという意味で、滋潤とは液体によって潤いを与えるという意味です。津液は、「津」と「液」のことであり、「津」は透明でさらさらとした液体であり、主に体表や粘膜に存在して、皮膚、毛孔、眼、耳、口、鼻などを潤す働きを持っています。

　また、汗と尿は、いずれも津から化生したものであり、体内の過剰な熱を、汗や夜尿として体外に排出する働きを持っています。一方、「液」は比較的濃厚で粘性のある液体であり、液は主に身体の内部に分布し、臓腑や肌肉を滋潤し、脳髄と骨格を濡養し、関節を円滑に動かすための潤滑剤となっています。

　津と液は、本来は一体のものであり、また、両者は互いに転化し合う性質を持っていることから、総称して「津液」と呼ばれています。また、津液には脈中に入って常に血液を補い、血の濃度を調節する働きもあるとされています。

▷体表に運ばれ、皮毛と肌膚を滋潤して、皮膚を潤沢にし、肌肉を豊満にし、毛髪をつややかにする。
▷体内において、臓腑を濡養する。
▷孔竅に入り、目、口、鼻を滋潤し、目を明瞭で有神にし、口唇を潤いと光沢のあるものにする。
▷関節、骨腔に入り、関節を円滑にし、骨髄、脳髄を濡養し、骨格を滋潤する。
▷脈中に入り、血の水分を補い、血の濃度を調節する。

　津液は、大量の水分、多種の栄養物質を含み、上記のような、濡養と滋潤の作用があることから、美容面においては、人体の「潤い」と「弾力」の根源であり、皮毛、肌膚、毛髪、目、口唇のはり、つや、潤いを保持することにおいて、非常に重要な役割を果たしています。したがって、津液が不足すると、正常な濡養と滋潤の作用を行うことができなくなり、皮膚・鼻・唇・舌・咽喉部などの乾燥、大便が乾燥して硬くなる、尿量が減少するなどの症状があらわれます。

　また、美容面においては、皮膚、目、唇が乾燥して容貌に悪影響を及ぼ

すばかりでなく、潤いの不足によって顔面部には皺ができやすくなります。また、体形が痩せ、毛髪はつやを失って弱くなる傾向があります。顔面部の皺や痩せ衰えは、老化の象徴であることから、津液は、顔面部の老化を防止して外見的な若さを保持する上で、非常に重要な要素であるとされています。また、長期にわたる津液不足は、皮膚の老化を引き起こす要因になると認識されています。

一方、運行障害などによって、体内で津液が停滞すると、代謝産物の排出を円滑に行うことができなくなるため、むくみ、肥満、眼瞼の腫脹など、体表の近くに症状があらわれます。

このように、津液の調和は、容姿と容貌の保持においても重要な要素となっています。

津液不足による美容への悪影響
乾燥肌、ドライアイ、口唇の乾燥、顔面部が痩せ衰える、顔面部の皺、毛髪のつやと力がなくなる、体形が痩せ衰える

津液の停滞による美容への悪影響
むくみ、肥満、眼瞼の腫脹

第3部

理論編

Chapter 12
五臓の生理機能と美容

臓腑と臓器

　内臓は、現代医学では「臓器」と呼ばれていますが、東洋医学では「臓腑」と呼ばれます。東洋医学は紀元前から存在する東洋の医学である一方、現代医学は近代になってから西洋で発達した医学であるため、内臓に対するそれぞれの認識には、共通した部分と異なる部分が存在します。

　例えば、同じ「心臓」でも、東洋医学の臓腑の「心」と現代医学の「心臓」の概念は、全く同じではありません。現代医学においても東洋医学においても、「心臓」は循環器として全身に血液を送り出す働きを担っていると認識されていますが、東洋医学が認識する「心」は、そればかりでなく、精神活動にも深くかかわっているとされています。そのため、東洋医学の治療において、精神をリラックスさせたいような場合には、「心」や「心包」につながる経絡上の経穴を選択して施術を行います。

　一方、西洋医学において「心臓」は精神活動とは無関係であると認識されているため、西洋医学の理論では、上記のような治療方針や治療方法は成立しません。そのため、東洋医学の理論と手法を、美容を目的として応用する場合には、一旦、西洋医学的な認識をリセットして、東洋医学の知識で臓腑を認識しなおすことが不可欠です。

　東洋医学における臓腑の生理機能や病理変化のメカニズムに関する理論を「蔵象学説」といいます。古代の中国では、当時の解剖や生理の知識に、陰陽五行学説を結びつけて、人間の体のしくみを解釈していました。陰陽五行説を応用し、各臓腑、組織、器官などの生理機能を観察して五行に帰属させ、生理機能と病理現象を解釈することで「蔵象学説」の基礎が作られました。

　現代医学では、人の身体を「骨格系」「筋系」「感覚器系」「消化器系」「循環器系」などに分類しています。一方、東洋医学では、「五臓」と「六腑」などの臓腑の他に、「五官」「九竅」「四肢」「百骸」などに分類しています。

　古代の人々は、人の身体の中には5つの「臓」と6つの「腑」があると考えていました。現存する中国最古の医学に関する理論書である「黄帝内経」の記載では、臓腑には、「五臓」と「六腑」、それに「奇恒の腑」という3つの種類のものがあるとされています。そして、五臓は肝・心・脾・肺・腎、六腑は胆・胃・小腸・大腸・膀胱・三焦を指し、奇恒の腑とは、脳・髄・骨・脈・胆・女子胞を指しています。この五臓六腑のうち、三焦以外は全て現代医学の臓器にもあるものばかりです。

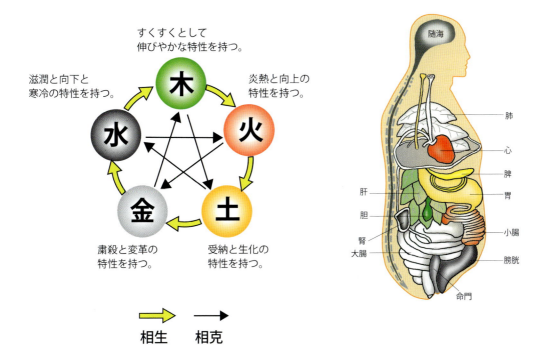

五臓

　「臓腑」とは、「臓」と「腑」という意味で、五臓は中身がつまっている実質臓器であり、六腑は中身が空洞になっている中腔臓器です。また、生理的機能を見た場合には、五臓には、水穀の精微を貯蔵し、人体に必要な気・血・津液を生み出す働きがあるとされています。また、六腑には、食べ物や飲み物を受け付けて、腐熟させる働きと飲食物に含まれる不要物質を運び出して排泄する働きがあります。この働きは、現代の生理学で言う「消化」と「排泄」の機能に相当します。奇恒の腑とは、形は腑に似ていながら、臓腑として機能しているものなど、五臓にも六腑にも該当しない特殊な内臓を指します。

　そして、各臓腑の中でも、五臓は、人体の生命活動において、中心的な役割を果たす特に重要な存在として認識されています。人体の組織器官は、五臓を中心とした5系統に全て包括され、それらは五臓と有機的に連携し、五行学説の生・克・乗・侮の関係から、人体における五臓システムとも言うべき有機的統一体を構成しています。

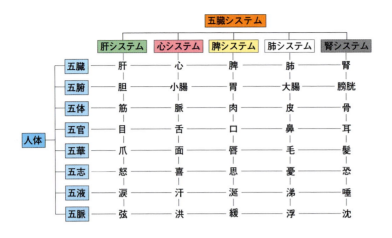

臓腑と美容

　蔵象学説では、人間の体の内側に隠れている臓腑の健康状態は、生命活動を通じて、様々な形で身体の外側にあらわれると考えられています。

　体の内側にしまわれている五臓六腑の各臓腑は、経絡を通じてそれぞれ体表と繋がっています。そして、各臓腑の生理機能や病理変化は、経絡を通じて体表に反映されるため、各臓腑の健康状態は、体表を観察することで、ある程度推察することができます。同時に、肌のトラブルや不調は、その局所だけの問題ではなく、体の内側にも問題があると考えられます。

　蔵象学説では、「顔は五臓を映す鏡」とされており、顔面部の美容が五臓の健康状態と深く関係していることを示唆しています。

　例えば、五臓の機能が正常であれば、経絡を通じて、顔面部の皮膚に気、血、津液を運ぶことができるため、皮膚には十分な栄養が供給されて、血色や潤いを保つことができます。五臓の機能が正常な人は、顔の色つやも良好であるということです。

　これに反して、五臓の栄養が不足したり、機能が失調したりすると、顔面部の皮膚の栄養も不足し、顔は光沢を失い、皮膚が乾燥したり、肌荒れを起こしたりする場合があります。

　また、目、鼻、口、耳、歯、髪の毛、声、情緒なども五臓システムの組成要素であり、人体の形態美を作っている各組成、器官も、全て五臓と直接関係していると認識されています。

五行の色体表

五行	五季	五方	五気	五色	五味	五化	五星	五臓	五腑	五体	五竅	五液	五華	五志
木	春	東	風	青	酸	生	木星	肝	胆	筋	目	涙	爪	怒
火	盛夏	南	暑	赤	苦	長	火星	心	小腸	脈	舌	汗	面	喜
土	長夏	中央	湿	黄	甘	化	土星	脾	胃	肉	口	涎	唇	思
金	秋	西	燥	白	辛	収	金星	肺	大腸	皮	鼻	涕	毛	悲・憂
水	冬	北	寒	黒	鹹	蔵	水星	腎	膀胱	骨	耳	唾	髪	恐・驚

✳ 五行学説と臓腑

　古代の中国では、自然界の観察を通じて、万物は木・火・土・金・水の五種類の属性を持つ基本物質で構成されていると考えており、万物を五行に帰属させました。東洋医学の理論には、このような陰陽五行学説が応用されているため、人の体の機能についても、各臓腑、組織、器官などが五行の属性に帰属させて解釈されています。

　人体は、肝、心、脾、肺、腎の五臓を中心とした5系統のシステムから構成されていて、六腑、五官、九竅、四肢、百骸など全身の組織器官も全て五行に帰属、5系統のシステムのいずれかに帰属します。
　そして、各システムは経絡というネットワークによって連係し、全体として有機的に機能する統一体としての人体を構成しています。また、五臓間の生理機能は五行学説の相生相克関係によって密接に結びついており、相互に協調しあいながら調和を保っています。五臓には、その生理現象や病理変化の観察を通じて五行に帰属された特有の生理機能があります。

✳ 肝の生理機能と美容

　血液を貯蔵し、血液循環を調節する働きを果たしているとすることでは、現代医学と東洋医学は、「肝臓」に対して共通した認識を持っています。
　また、現代医学では、肝臓は、糖、蛋白質、ホルモンなどの代謝に関わっ

ていると認識されています。

　一方、東洋医学では、肝は「疏泄」と呼ばれる機能により、全身の気血の循行、臓腑・器官の生理活動、情緒・意識・思考の活動など、人体における一切の正常な生理活動を維持、推進していると認識されることが特徴であり、現代医学では「肝臓」という臓器に対して同様の認識はありません。

> ### 【 肝 】（木）
> 肝の特徴は、伸びやかで、すくすくとした伸展を好み、抑鬱を嫌うという性質である。これは春に草木が芽生える現象とよく似ていることから、肝は「木」に帰属する。

肝の概略

主な生理機能	疏泄を主る
	蔵血を主る
五行従属	五志：怒
	五液：涙
	五主：筋
	五華：爪
	表裏：胆
	五竅：目

✲ 疏泄（そせつ）を主る

　疏泄（そせつ）とは「滞らずに円滑に通る」という状態を意味する言葉です。肝は、その疏泄作用により、気の運動を促進することで、全身の気血の循行、臓腑・器官の生理活動、情緒・意識・思考の活動など、人体における一切の正常な生理活動を維持、推進しています。そして、このような肝の疏泄作用は、「肝気」の生理機能によって維持されています。

　東洋医学では、人体の様々な生理機能が滞りなく順調に機能しているのは、このような肝の疏泄作用によるものであると考えられています。一方、現代医学では「肝臓」という臓器に対して同様の認識はありません。

①気機の調暢（ちょうよう）

　「気機」とは「気の運動」のことで、「昇」「降」「出」「入」の４種類の運動形式があります。そして、「調暢」とは「順調で滞りのない状態に調節する」という意味です。気血、経絡、臓腑、器官などの人体のあらゆる生理活動は、主に気機の作用によって順調に機能しており、肝の疏泄作用が気機の機能

を推進しています。したがって、肝気の状態が健全で疏泄作用が正常に機能していれば、気機の状態も順調で、気血が経絡を円滑に循行し、臓腑・器官の生理活動および情緒・意識の活動も正常に行われます。

　一方、何らかの原因によって、肝気が異常をきたして肝の疏泄作用が正常に機能しなくなると、肝気が肝の内部や経絡に鬱滞して病的な状態に陥り、気機の機能に影響して様々な疾患や症状の原因となります。肝気が鬱結すると、胸脇、乳房、脇腹等の部位（足厥陰肝経の経絡上）に脹痛や違和感があらわれる場合があり、気が滞ることで、血の循環にも影響し、血瘀、癥瘕（腹部腫瘤）痞塊（腹部の張ったような痞え）を生じる場合があり、女性の場合には、生理不順、生理痛、無月経症等を引き起こす場合があります。また、気機の不調によって、水分代謝が損なわれると、体内に不要な水分が停滞し、痰やむくみなどの症状があらわれる場合があります。

　肝の疏泄機能の失調が著しくなった場合には、げっぷやため息が頻繁に出たり、口数が極端に少なくなったり、鬱滞した肝気の影響で血も鬱滞した場合には、顔面部の肌が荒れる、顔色が暗くなる（くすみ）、眼の周囲にくまができる、顔面部にしみができるなど美容に悪影響を及ぼす症状があらわれる場合があります。

　また、肝の疏泄機能の失調が長期化すると、顔面部に皺が生じてくる場合もあります。肝の疏泄機能は、亢進した場合にも人体に病理的な変化を引き起こします。肝の疏泄機能が異常に亢進すると、肝気は身体の上部に上り、頭目張痛、顔色や眼が赤くなる、イライラする、怒りっぽくなるなどの症状があらわれ、著しい場合には、吐血や喀血等の所見が見られる場合があります。このように、肝の疏泄機能は、美容面においても非常に重要な機能を果たしています。

②消化機能の促進

　東洋医学では、飲食物の消化と代謝の機能は、五臓六腑の「脾」と「胃」がお互いに協調しながら担っていると考えます。そして、「脾」と「胃」の活動のバランスを調整し、消化と代謝の活動を推進しているのも、肝の疏泄作用とされています。そのため、肝気の健康状態が良好で、疏泄作用が正常に機能していれば、飲食物の消化と代謝の活動も円滑に行われます。

　一方、肝の疏泄機能が異常をきたして、肝気が脾を犯すと、めまいや下痢などを引き起こす場合があります。また、胃の機能が影響を受けた場合には、げっぷ、悪心嘔吐、腹部の膨満感、便秘などの症状があらわれる場合があります。これらの病理的変化は、五行学説における「木乗土」（木が土を乗する）と呼ばれる状態です。

肝の疏泄作用は、胆汁の分泌と排泄を調節することによっても消化活動を推進しています。胆は、五行学説では肝と同様に「木」に帰属しており、胆汁を貯蔵して肝と直接つながっているため、肝と関係の深い「腑」であると考えられています。

　また、胆汁は「肝の余気を借り、胆に溢入し、積聚して成る」とされており、胆汁の生成と分泌は肝のコントロールを受けているとされています。消化活動が円滑に行われるためには、胆汁の正常な分泌と排泄が不可欠です。そのため、肝の疏泄機能が異常をきたすと、その影響によって胆汁の分泌と排泄にも影響し、口が苦い、嘔吐、脇腹の張るような痛み、腹にガスが溜まる、食欲不振、消化不良、黄疸等の症状があらわれる場合があります。

③情志の調暢

　「情志」とは情緒・意識の活動のことで、その活動は気血の正常で円滑な循行が基礎となっています。一方、肝の疏泄作用は気血の循行を推進し調節しているため、情緒や意識の活動にも深く関与しています。したがって、肝気の状態が健全で、疏泄作用が正常に機能している場合には、気血の調和状態が維持され、精神的にも伸び伸びとして晴れやかな気分となります。

　東洋医学の認識と原則に基づいて人間の美しさを評価する場合には、体の形態的な美しさ（形態美）だけでなく、機能的な美しさや精神の美しさ（体魂美）も重視され、人間の総合的な美しさとして評価されます。したがって、情緒と意識の状態は、美容に大きな影響を与えるものと認識されています。

　さらに、中国には「笑一笑、十年少」（1回笑うと10年若返る）という言葉があり、精神の状態が伸びやかで快活な気分でいることは、美しさと若さを保つ上での重要な要素であるとされています。

　しかし、何らかの原因によって、肝の疏泄作用に損なわれ、肝気が鬱結した状態になると、気機の機能に悪影響を及ぼし、楽しい気持ちを忘れて鬱々とした状態となります。そして、著しい場合には、悶々として泣き出しそうになったり、精神抑鬱状態となります。一方、肝の疏泄機能が亢進した場合には、肝気が興奮し、イライラする、怒りっぽくなる、不眠、よく夢を見るなどの症状があらわれます。

　このように、肝の疏泄機能は情緒・意識に対して非常に大きな影響力を持っており、その状態は外在表現として反映され、顔の表情が「暗い」「元気がない」「けわしい」などの状態となり、また、全体的な「雰囲気」も調和を失った状態となります。そして、この種の「表情」や「雰囲気」は、「健康を基礎として成立する人間の自然美」という認識においては、美しさとは相反する状態です。

「ストレス社会」と呼ばれる現代社会では、肝の疏泄機能の低下や亢進は、外界の環境による精神的ストレスと深く関係していると言えるでしょう。五行学説では、肝は「木」に帰属し、五行の「木」は「すくすくとして伸びやかである」という特性によって象徴されています。そのため、「木」に帰属する肝も、すくすくとして伸びやかな性質を備え、抑えつけられることを嫌う特性を持っています。

　例えば、すくすくと成長している木(き)に「箱」をかぶせてしまったら、どのような結果になるでしょう。木は次第に元気を失い、長期になれば枯れてしまうことになるでしょう。肝に対する「ストレス」は、この場合の「箱」に例えて理解することができます。

　すくすくとして伸びやかなる性質を持つ肝は、五臓の中でも特にストレスを嫌い、ストレスの影響を受けやすい臓腑です。そして、ストレスが肝気に影響して、肝気が鬱結したり上逆したりすると、精神面に関係する様々な症状があらわれる場合があります。

　また、東洋医学では、激しい怒りは肝を傷つけると認識されていますが、現代社会では、一時的な激しい怒りよりも、むしろ、ストレスによる長期的で小さな怒り（イライラ）の蓄積が、肝を傷つけていると考えられるでしょう。そのため、東洋医学では、常に情志を調暢することで、健康で長生きをすること、若さと美しさを保つことを実現できると考えられており、リラックスして肝の穏やかな状態を保つことは、人間の自然美を保持する上で、重要な要素であると認識されています。

蔵血を主る

　「蔵血を主る」とは、血を貯蔵し血流量を調節するという意味です。肝の血を貯蔵する機能は、生理的に2つの重要な作用を持っています。1つは、人体の血の一部を常に貯蔵し、その血は肝臓自体を養うと同時に、肝の陽気が過剰に亢進することを制約することで、肝の疏泄機能を維持しています。また、もう1つは、出血を防ぎ体内の血の不足を防ぐという作用です。

　肝の蔵血機能が異常をきたすと、肝血が不足した状態となります。肝気と肝血は、車で言えば「エンジン」とラジエタの「冷却水」のような関係を持っており、肝血が不足すると、肝は車のエンジンがオーバーヒートを起こしたような状態となり、熱をともなった肝の陽気が暴走して顔面部や頭部に上って、顔色や目が赤くなる、にきびや吹き出物が出る、情緒不安定となるなど美容に影響する症状があらわれる場合があります。

　また、出血を防ぐ作用が低下すると、月経過多、不正出血およびその他の出血など、出血傾向の病理現象が発生する場合があります。

肝は、全身の血流量を調節するという重要な働きも担っています。体内の各部位が必要とする血の量は、「運動」「食事」「休息」「睡眠」などの身体の活動状態によって異なります。肝は、運動時には血を全身の各組織に送ることで、正常な活動を行うために必要な血の需要を満たしています。また、休息や睡眠時には、血の一定量を肝に貯蔵し、活動状態に応じて血流量を調節しています。そのため、東洋医学では「人動なれば則ち血を諸経に運び、人静なれば則ち血を肝臓に帰す」と認識されています。肝は、血を貯蔵する機能が正常に働くことで、血流量を調節することができ、また、疏泄機能が正常に働くことによって、肝に貯蔵された血を全身の各部位に送り届けることができます。そのため、「足は血を受けてよく歩き、掌は血を受けてよく握る」と言われ、全身の各部位は、血によって栄養を与えられ、養われることで正常に機能することができます。

　反対に、肝の蔵血機能や疏泄機能が異常をきたすと、体内の血流量の調節にも影響し、血虚や出血を引き起こすばかりでなく、例えば、目に血が不足すると、視力低下、ドライアイ、夜盲症などを引き起こし、筋肉に血が不足すると、四肢の痺れ、筋肉の痙攣、拘縮、関節の運動制限などの症状があらわれ、いずれも、美容に悪影響を及ぼす要因となります。また、女性の場合には、経血量が減少したり無月経症となる場合があります。

五行学説による「肝システム」

　前述の通り、人体は五臓を中心とした5系統のシステムから構成されており、全身の組織器官はそれぞれ生理的な特性によって全て五行に帰属し、5系統のシステムのいずれかに帰属しています。そして、各システムは、経絡というネットワークによって連係し、全体として有機的に機能する統一体としての人体を構成しています。

　蔵象学説では「肝は筋を主り、その華は爪にある。目に開竅する」とされていますが、「筋」「爪」「目」は、いずれも肝と同様に五行の「木」に帰属し、肝系統のシステムの一部として機能しています。また、「怒は肝の志」「涙は肝の液」とされており、「怒る」という感情や「涙」も「木」に帰属し、肝との関係が深いとされています

肝は筋を主る

　この場合の「筋」とは、筋肉ばかりでなく、「筋膜」や「腱」も指しており、「肝は筋を主る」とは、肝は全身の筋の運動に直接的に深く関与していることを意味しています。筋は肝血が十分に供給されることで滋養され、本来の機能が発揮されて円滑な運動を行うことができます。

一方、肝血が不足して筋を養えなくなった場合には、筋の運動機能が低下して動作が鈍くなり、著しい場合には、四肢の痺れ、筋肉の痙攣、拘縮、関節の運動制限などの症状があらわれ、人体の機能美に悪影響を及ぼします。また、このような症状が顔面部にあらわれ、表情筋の機能に影響したり、顔面痙攣等が生じた場合には、美容にも悪い影響を及ぼします。

✲ 肝の華は爪にある

　「華」とは「栄華が外側にあらわれる」という意味であり、肝の状態は手足の爪に反映されるということを意味しています。また、東洋医学では、爪は筋の余りであると認識されており、爪の状態を観察することで、肝と筋の健康状態を推察することができると考えられています。

　すなわち、筋力が壮健であれば、爪は丈夫で弾力を持ちますが、筋力が衰えて機能が低下した場合には、爪は弾力を失ってもろくなります。また、肝の蔵血機能が正常で血が十分に供給されている場合には、爪は血によって養われ、血色が良く、透明感と光沢を持ち、外見的にも美しい状態となります。反対に、肝血が不足した状態では、爪の色はくすんで色を失います。そして、著しい場合には、爪が変形したり割れたりする場合もあり、美容に悪影響を及ぼします。

　このような認識から、東洋医学では、爪は肝と筋の生理と病理を診断する場合の参考とされる場合があると同時に、爪に美容上のトラブルが生じた場合には、肝に問題がある可能性を疑ってみることが必要です。

✲ 肝は目に開竅する

　肝に所属する経絡である「足厥陰肝経」は、体の上部に上って目と連絡しています。そして、肝気と肝血が経絡を通じて目に供給されることで、目の正常な視覚機能は維持されています。そのため、目は肝の影響を強く受け、同時に肝の生理機能の状態や病理変化は、目に反映されやすいとされています。

　肝の状態が正常であれば、目はよく見えて色を識別することができますが、肝血が不足すると、視力低下、ドライアイ、夜盲症などを引き起こし、肝陽が上亢した場合には、目やまぶたが赤く腫れて痛む場合があります。

　目は肝と特に密接な関係を持っていますが、他にも、五臓六腑の精気はいずれも目に注がれるため、目は五臓六腑のいずれとも連絡しています。

　肝以外で、比較的に目と深く関係している臓腑は、心と腎であると考えられており、例えば、心の異常によって目が赤くなったり、腎陰の異常によって視力が減退する場合があると考えられています。

このように、肝は、肉体と精神の円滑な活動を推進するという重要な機能を果たしており、筋肉、爪、目との関係が強く、肝の機能に異常をきたすと、美容面においては、顔の表情や雰囲気に影響し、顔面痙攣、顔のこり、眼精疲労、ドライアイ、爪のトラブル、肌荒れ、くすみ、くま、にきび・吹き出物、しみなどの原因となります。また、ストレスに起因する美容上のトラブルでは、必ず肝の機能を調整することが必要となります。

> **肝の生理機能の異常による美容のトラブル**
> 顔の表情、雰囲気、顔面痙攣、顔のこり、くすみ、くま、肌荒れ、しみ、にきび・吹き出物、眼精疲労、ドライアイ、爪のトラブルなど

心の生理機能と美容

現代医学においても東洋医学においても、「心臓」は循環器として全身に血を送り出す働きを担っていると認識されています。一方、東洋医学では、心は精神活動を主体的に行っている臓腑であると認識されているのに対し、現代医学では、精神活動は脳の機能であり、心臓が精神活動に関与しているという認識はありません。精神活動に深く関与しているということは、東洋医学の心に対する特有の認識です。

> **【 心 】**（火）
> 心の機能は、血の循行をコントロールし、気血の流れを推進して、全身を栄養し温めることである。これは夏の暑い気候と万物が成長する現象と似ていることから、心は「火」に帰属する。

心の概略

主な生理機能	血脈を主る 神志を主る
五行従属	五志：喜
	五液：汁
	五主：脈
	五華：顔面
	表裏：小腸
	五竅：舌

✳ 血脈を主る

「血脈」とは「血」と「脈」のことであり、「血」は栄養成分を含む体内の赤い液体を指し、「脈」は血が循行する経路で、血を制御して一定の方向に循行させる役割を果たすものです。心は、脈管と直接につながって脈中の血の循行を推進しており、また、血が産生される過程にも関与していることから、東洋医学では、心は「血脈を主る」と認識されています。

そして、このような心の機能は「心気」の生理機能によって維持されています。心は心気の推進力によって自動的、規則的に拍動することで、血が絶え間なく循行するための推進力となっています。したがって、血が脈管中を円滑に循行し、血に含まれる栄養物質が全身の各臓腑、器官などに運ばれるのは、心の血脈を主る機能によるものであると認識されています。

このように、心は血の循行を推進する機能を果たしており、血が全身をくまなく円滑に循行するためには、心気が旺盛で、血が十分にあり、脈が滞りなく通じていることが条件となります。したがって、心気が旺盛である場合には、心臓は規則正しいリズムで拍動し、脈の状態は穏やかで力があり、顔色は血色と光沢を保持することができます。

一方、何らかの原因によって心気が不足した場合には、血の循行を推進する力が衰弱し、円滑に流れることができなくなるため、動悸が起きる、脈の状態が細くなる、あるいは虚弱になる、顔色が蒼白になるなどの症状があらわれる場合があります。また、心気の不足によって心脈が滞った場合には、胸に苦悶感や刺すような痛みを感じたり、顔面部や舌等が暗い紫色になる場合があります。

一方、心血が虚損した状態になると、血の濡養する作用が弱まり、心自体を養えなくなります。そして、同時に、他の組織や器官を滋養する作用も弱まり、顔色は蒼白になり、動悸やめまいなどの症状があらわれる場合があります。そして、上記のような心の病理的変化によってあらわれる症状は、美容に悪影響を及ぼします。

✳ 神志を主る

「神志」の「神」という字には、様々な意味がありますが、この場合の「神」は、精神、意識、思考活動を意味しています。現代医学では、これらの活動は脳の働きであると認識されています。一方、東洋医学では、五臓が分担して行っていると考えられており、心は中心的で重要な機能を果たしていると認識されています。東洋医学では、「心は神を蔵する」とされており、「こころ」は脳の中ではなく、胸の中にしまわれていると考えられています。そして、精神、意識、思考活動は、心の中で行われていると認識され

ています。
　また、「心は神を蔵する」という認識は「心は血脈を主る」という認識とも関係しています。血は精神、意識、思考活動を行うために不可欠な基本的な物質であり、心血が十分に満たされている場合には、神志が正常であるため、精神は充実し、意識や思考も明晰で、外部の情報や問題を正常に分析し判断することができます。一方、何らかの原因で心血が不足すると、不眠、よく夢を見る、健忘、心神不安等、精神、意識、思考に関係する症状があらわれる場合があります。

　心には「心は血脈を主る」「心は神志を主る」「心は神を蔵する」などの作用があり、精神、意識、思考活動を中心的に行っています。そして、前述の通り、東洋医学の認識と原則に基づいて人間の美しさを評価する場合には、体の形態的な美しさ（形態美）だけでなく、機能的な美しさや精神の美しさ（体魂美）も重視され、人間の総合的な美しさとして評価されることから、心の生理機能は美容に大きな影響を及ぼします。
　例えば、神志の状態は、眼神、言語、反応、姿勢など外在表現としてあらわれるため、「神」の状態が良好であれば、両目は敏捷に動き、眼神があり、はっきりと見ることができます。また、顔面部の表情は豊かで、血色と光沢を保持することができます。また、体の反応は敏捷で、言語も明瞭です。一方、何らかの原因によって、神志の状態が不調となった場合には、たとえ形態が美しくとも、顔面部が蒼白となって精神が憔悴したり、精神が不安定となるなど、美容に悪影響を及ぼす症状があらわれる場合があります。

五行学説による「心システム」

　人体を構成する五臓を中心とした５系統のシステムにおいて、「心」は最も中心的な役割を担っているとされています。蔵象学説では、「心は血脈を主り、その華は面にある。舌に開竅する」とされていますが、「脈」「顔面部」「舌」は、いずれも心と同様に五行の「火」に帰属し、心系統のシステムの一部として機能しています。
　また、「喜は肝の志」「汗は心の液」とされており、「喜ぶ」という感情や「汗」も「火」に帰属し、心との関係が深いと認識されています。

心の華は面にある

　蔵象学説では、心の健康状態は顔面部に反映されると考えられています。顔面部には血脈が数多く存在する部位であるため、心気の状態、つまり心気が旺盛であるかどうかは、顔色や顔面部の皮膚の光沢に反映します。

例えば、心気が旺盛で、血脈が充実し血が円滑に循行していれば、顔面部は血色と光沢を保持することができ、皮膚も光沢を保つことができます。反対に、心気が不足し、心血が不足した場合には、顔面部に対する血の供給も不足し、皮膚は血による栄養を得ることができなくなります。そのため、顔色は蒼白となって血色をなくし、皮膚も乾燥して潤いを失います。また、瘀血によって心血が滞った場合には、顔色が青紫になる傾向があります。

　「心の華は面にある」ことから、心気や血脈の状態の変化は、このように、顔面部の美容にも影響を及ぼしています。

心は舌に開竅する

　心に所属する経絡である「手少陰心経」は、体の上部に上って舌と連絡しています。一方、舌には主に味覚の識別と言語の表現という機能があり、心気と心血が経絡を通じて舌に供給されることによって、舌に栄養を与えられ、これらの機能を果たすことができるとされています。そのため、舌は心の影響を強く受け、同時に心の生理機能の状態や病理変化は、舌の色彩や光沢に反映されやすいとされています。

　例えば、心血が不足した場合には、舌の色は淡白となり、心の熱が体の上部に上がった場合には、舌体は紅となり（瘡ができる場合もある）、心血が瘀血で滞った場合には、舌質は暗紫で瘀点が見られようになります。

　このように、舌の色彩や光沢などの変化を通じて、おおよそ、心の生理機能の状態と病理変化を推測することができるため、東洋医学では、「心は舌に開竅する」と「舌は心の苗となす」と認識されています。

脾の生理機能と美容

　現代医学が認識する「脾臓」と東洋医学が認識する「脾」とは大きく異なる概念です。「肝」や「肺」については、現代医学と東洋医学の間に共通した認識もありましたが、「脾」は、日本語の名称は同じでありながら、現代医学と東洋医学の間におおよそ共通した認識がありません。

　そして、現代においても、東洋医学の治療法や養生法は、東洋医学特有の臓腑理論に基づいて行われているため、両者を混同して臓腑の［脾］を現代医学的に解釈してしまうと、東洋医学の知識と手法を美容に応用することができなくなります。東洋医学の「脾」の機能や特性を理解しようとする場合には、最初から両者を全く別物であると考えた方が、混乱を避け

て理解がしやすくなるでしょう。

現代医学では「脾臓」は胃の左側にあるリンパ系の臓器で、リンパ球の生成、血の貯蔵などの機能を持ち、また、「赤血球の墓場」と呼ばれ、老朽化した赤血球が破壊されるところであると認識されています。脾臓では古い赤血球のヘモグロビンが分解されてビリルビンとなり、肝臓に運ばれて胆汁の中に排泄されています。

一方、東洋医学が認識する「脾」は、飲食物の消化・吸収・運搬、水分代謝、血が血管から漏れ出ないようにコントロールする機能を持ち、脾臓がリンパ系の臓器であるのに対して、東洋医学における脾は、主として消化器系の働きを担う臓腑であると認識されています。

> 【 脾 】(土)
>
> 脾の主要な機能は、飲食物から栄養分を取り出して運び出し、生命活動を維持するための気・血・津液を生み出すことである。これは、土が万物を生み出して変化させる現象と似ているため、五行学説において脾は「土」に帰属する。

脾の概略

主な生理機能	運化を主る
	昇清を主る
	統血を主る
五行従属	五志：思
	五液：涎
	五主：肌肉・四肢
	五華：唇
	表裏：胃
	五竅：口

✳ 運化を主る

「運化」の「運」は「運搬」という意味であり、「化」は「消化」と「吸収」という意味です。脾は胃を補助して飲食物を消化し、「水穀の精微」（116頁参照）に変えるという重要な機能を果たしています。同時に、水穀の精微を全身にくまなく運搬する機能を持っています。

このように、東洋医学において、脾は飲食物の消化、吸収、運搬を主体的に行っている臓腑とされていることから、「脾は運化を主る」と認識されています。また、脾は[水穀]を運化するだけでなく、「水湿」（体内の水分）

を運化する機能も果たしています。

水穀の運化

　「水穀」とは「飲食物」という意味であり、飲食物の消化吸収活動は、脾と胃の共同作業によって成立しています。そのため、脾と胃は一対の臓腑として「脾胃(ひい)」と表現される場合もあります。

　飲食物は、飲食という行為によって胃に取り込まれ、胃と小腸の働きによって消化吸収されています。そして、その作業は脾の運化機能の助けに依存して行われています。胃は水穀の受納(摂取)と腐熟(消化)を行い、脾は水穀の精微の運化(消化、吸収、運搬)を行うことで、相互に連携して水穀の消化吸収を行っています。

　人間が生命活動を維持するために最も重要で基本的な物質であるとされる「気」と「血」は、このような脾胃による一連の消化吸収活動の過程で生み出されています。「気」は、脾と胃の働きによって水穀から精微が取り込まれ、肺から取り込まれた清気と結合することによって生み出され、「血」は水穀の精微を源として、心肺の働きによって生み出されます。そして、その過程において、脾は「水穀」から「水穀の精微」を得るという重要な役割を担っていると考えられています。

　また、このような脾胃の機能は「胃気」の生理機能によって推進されています。つまり、一連の消化吸収活動は胃気の推進力によって成立しているため、人間が後天的に獲得する身体の栄養状態は、胃気の健康状態に依存しています。

　また、脾は、このようにして代謝した水穀の精微を、全身にくまなく運搬する機能も果たしており、全身の臓腑、組織、器官に絶え間なく栄養を供給しています。このような脾の「水穀の運化」の機能、すなわち「消化吸収」の機能と「運搬」の機能は、人間が生命活動を維持する上で基本となる機能です。したがって、脾の運化機能が旺盛であれば、生命活動に必要な気、血、津液を生み出すための「水穀の精微」を十分に供給することができ、臓腑、組織、器官にも十分な栄養が供給されるため、正常で健全な生理活動を維持することができます。

　一方、何らかの原因によって脾の運化機能が損なわれた場合には、消化吸収機能が衰えて下痢や腹が張るなどの症状があらわれる場合があります。そして、同時に気血を生み出すための栄養の供給も不足することになり、疲労感、精神疲労、気力不足、めまいなどの気血不足の症状があらわれます。

　栄養は美容面においても最も基本的で重要な物質であるため、脾の運化

機能は美容に対しても大きな影響を与えています。脾の運化機能が正常で、全身に栄養が満たされていれば、元気が満ちあふれ、肌は豊満となり、動作を敏捷に行うことができ、自然美を維持することができます。

一方、脾の運化機能が衰弱した場合には、心身が憔悴し、顔色が黄色味をおびてきたり、顔面部や体形が痩せ衰える、皮膚の肌理が粗くなるなど、美容に悪影響を及ぼす場合があります。

このように、脾は、気血を生み出す根源であり、人間の生命活動において最も基本的な役割を果たしていることから、「気血生化の源」「後天の本」と形容されています。

水湿の運化

「水湿の運化」とは、水分を吸収し、運搬し、全身に供給するということです。飲食物から体内に吸収された水分は、脾の運化機能によって肺に運ばれ、全身の各組織器官に供給されます。一方、体内で過剰となった水分は、肺と腎の「気化作用」により、汗や尿となって体外に排泄されます。

脾は、肺、腎、三焦、膀胱などと連携しながら、体内に過剰な水分が停滞するのを防ぎ、水液代謝のバランスを調節する重要な機能も果たしています。そのため、何らかの原因によって脾の運化機繁支障が生じると、過剰な水分が体内に停滞し「痰飲」や「痰湿」と呼ばれる病理産物が発生します。「痰飲」「痰湿」は、皮下に停滞すると浮腫や肥満の原因となり、腸内に停滞した場合には下痢を引き起こす原因となります。また、眼瞼下垂、目袋（目の下のたるみ）、顔面部の浮腫など、美容に悪影響を及ぼす要因となります。「痰飲」や「痰湿」が体内で長期的に停滞して熱が加わった場合には、上半身（特に頭顔面部）に上昇し、にきび・吹き出物やできものが生じる原因となります。

生血と統血を主る

「生血」とは、血を生み出すという意味です。血は水穀の精微を源として心肺の働きによって生み出されますが、水穀の精微は脾の運化機能によって肺に運ばれています。そのため、脾の機能が正常である場合には、水穀の精微は十分に供給されますが、脾の運化機能が衰弱した場合には、血を生み出すための原料が十分に供給できなくなり、血が不足して「血虚」という状態となります。

このように脾は血の産生に深く関与していることから、「生血を主る」と認識されています。

また、「統血」の「統」は「統括」という意味であり、「統血を主る」とは、脈管（血管）の中を流れる血が外に漏れないように「コントロールする」という意味です。脾は「統血を主る」とされ、脾には血が脈管から漏れ出るのを防ぐ働きがあると認識されています。

しかし、このような脾の統血機能は、実質的には「気」の「固摂作用」のことであり、脾が気血を生み出す源であることから、脾の機能が旺盛であれば気血も十分に産生され、結果として固摂作用も正常に機能するということです。

一方、何らかの原因によって脾の機能が衰弱した場合には、気血を十分に生み出せなくなるために気血不足となり、結果として気の固摂作用が低下して「血尿」「血便」「不正性器出血」などの出血が起こる場合があります。

脾の生理的特徴

①昇清を主る

「昇清」の「昇」は「上昇する」という意味であり、「清」とは「清なる物質」すなわち「水穀の精微」を意味しています。脾は吸収した水穀の精微を「上」に運ぶ働きを持っているとされています。そして、この場合に「上」とは、具体的には脾の上にある臓腑である「肺」を指し、脾は水穀の精微を肺に運び、心肺の機能と連動して、「気血」を生み出し、身体中に送り届けることで全身を養う役割を果たしています。

そして、脾はこのような機能を果たしていることから、「昇清を主る」と認識されています。「脾は昇をもって健となし、胃は降をもって和となす」とされ、「清」は脾の昇清機能よって上に運ばれ、「濁」（排泄される不要な物質）は胃の降濁機能によって下に運ばれます。脾胃は一組となって相互に連携しながら飲食物の消化、吸収、運搬の機能を果たしているため、脾の昇清機能と胃の降濁機能がバランスよく機能することは、人間の身体が一定の健康状態を保つための基本となります。

また、脾の昇清機能には、内臓を持ち上げて位置を固定する働きがあるとされています。そのため、何らかの原因によって脾の機能が低下し、昇清機能が損なわれた場合には、脾気は上昇することができずに下陥し、胃や子宮などの内臓下垂、脱肛、下痢などの症状があらわれる場合があります。また、胃の降濁機能が損なわれた場合には、食欲に影響するだけでなく、濁気が逆上して、口臭などの症状があらわれる場合があります。

②湿を悪む

東洋医学では「脾は湿を悪む」と言われ、脾は湿気や水分の影響を受けやすい臓腑であると認識されています。例えば、脾は、水湿を運化して体内の水分代謝のバランスを調節する機能を果たしているため、脾の機能が衰弱すると、運化機能の低下により、水分が停滞して「痰飲」「痰湿」を生じる結果となります。

また、人体が過剰な湿気や水分にさらされると、脾に悪い影響を与えて運化機能が低下すると認識されています。脾が湿気や水分の悪影響を受けると、頭が重い、胸部がつかえて重苦しくなる、口が粘る、身体が重だるい、水を飲みたくないなどの症状があらわれる場合があります。

このように、脾は湿気や水分に対する感受性が強く、その影響を受けやすい臓腑であることから「脾は湿を悪む」と認識されています。

五行学説による「脾システム」

蔵象学説では、「脾は肌肉と四肢を主り、その華は唇にある。口に開竅する。」とされていますが、「肌肉」「唇」「口」は、いずれも脾と同様に五行の「土」に帰属し、脾系統のシステムの一部として機能しています。

また、「思は脾の志」「涎は肝の液」とされており、「思う」という感情や「涎」も「土」に帰属し、脾との関係が深いと認識されています。

脾は肌肉と四肢を主る

脾は気血の産生の根源であり、全身の肌肉は、常に水穀の精微による栄養の供給を受けることが必要です。そのため、脾の運化機能が正常で、全身に十分な栄養が供給されている場合には、肌肉は健全な状態を保つことができ、四肢も円滑で力強く運動することができます。

一方、脾の運化機能が低下し、全身に十分な栄養が供給されなくなると、筋肉は痩せ細り、四肢は力を失い、著しい場合には身動きができない状態となります。脾の運化機能と肌肉・四肢には密接な関係があることから「脾は肌肉と四肢を主る」と認識されています。

脾の華は唇にある

蔵象学説では、脾の状態は口唇に反映されると認識されています。口唇部の色つやは、全身の気血の状態と深く関係しており、脾は気血を産生する源であるため、口唇部の色つやの状態は、全身の気血の状態ばかりでな

く、脾の運化機能も反映しているとされています。口唇部の血色がよく光沢があって潤っていれば、脾の運化機能は良好で、気血が充実していることを示しています。

　一方、口唇が淡白で光沢がない場合や、黄色味をおびている場合には、脾の運化機能が損なわれ、気血が虚損した状態であることを示しています。このように、口唇部の状態を観察することで、脾胃の機能の状態を推察することができるとされており、東洋医学では、口唇は脾胃の生理と病理を診断する場合の参考とされるばかりでなく、口唇部に美容上のトラブルが生じた場合には、脾胃に問題がある可能性を疑うことが必要です。

✻ 脾は口に開竅する

　「口」は「食欲」と「味覚」を意味しており、「脾は口に開竅する」とは、脾の運化機能と昇清の状況、及び胃の降濁機能の状況は、食欲や味覚に反映されることを示しています。したがって、脾の運化機能と昇清が良好であれば、食欲は旺盛で味覚も正常です。

　一方、脾胃の機能に何らかの問題が生じた場合には、食欲が低下したり、反対に過剰に亢進するなどの食欲の異常、味覚異常（口が苦い、甘い、味がしない、薄い）、口が粘るなどの症状があらわれる場合があります。

✻ 肺の生理機能と美容

　西洋医学では「肺」は、胸腔の左右両側をほぼ満たす呼吸器系の臓器で、空気と血液との間のガス交換が行われるところであると認識されています。ガス交換とは、生体が生命活動を維持するために必要な酸素を取り込み、物質代謝の結果生じた炭酸ガスを排出する機能のことです。

　一方、東洋医学では、肺は現代医学と同様に呼吸をコントロールしていると考えられている他、下記のような「宣発（せんぱつ）」「粛降（しゅくこう）」「通調水道（つうちょうすいどう）」などの機能を果たしていると認識されています。

> **【　肺　】**（金）
> 肺の特徴は、清粛を好み、吸込んだ外気を下の方に輸送する働きがある。これは、自然界の「金」の性質である清粛・収斂に類することから、五行では肺は「金」に帰属する。

肺の概略

主な生理機能	気を主り、呼吸を主る 宣発と粛降を主る 通調水道 百脈を朝じ、治節を主る
五行従属	五志：憂 五液：涕 五主：皮 五華：毛 表裏：大腸 五竅：鼻

宣発と粛降を主る

①宣発作用

「宣発」とは「発散する」という意味であり、「肺は宣発を主る」とは、肺には肺気を上昇させ、外へ発散させる機能があるということを意味しています。そして、肺の宣発作用は、3つの生理的機能を果たしています。

1つめの機能は、「濁気」を体内から外部へ排出する機能です。生体が生命活動を行う過程では、大量の濁気が生み出されますが、肺は、宣発作用によって、濁気を気道、口、鼻に向けて発散し、そこから体外に排出する働きを持っています。

2つめの機能は、「精微」を「散布」するという機能です。飲食物に含まれ、体内に取り込まれて吸収された「津液」と「水穀の精微」は、脾から直接全身の各部に運搬されるのではなく、脾の運化作用によって、まず肺に運ばれてきます。そして、肺の宣発作用によって、全身の各部へまき散らされています。

3つめの機能は、「衛気」（121頁参照）と「代謝された後の津液」を散布するという機能です。衛気は、腠理（汗腺）の開閉を調節することによって体温調節をはかる、皮膚を潤沢にするなどの機能を持っています。そして、このような衛気の作用は、肺の宣散作用によって、衛気が皮膚や腠理に行き届くことで発揮されます。また、代謝された後の津液の一部分も、肺の宣散作用によって汗となり汗腺から体外に排出されます。肺の宣発作用にはこのような働きがあることから、宣発作用が正常な状態では、濁気の排出、精微の散布、衛気の働き、発汗などが正常に行われますが、反対に、何らかの原因によって宣発作用が異常をきたした場合には、これらの働きに対して悪影響を及ぼす場合があります。

②粛降作用

「粛降」とは「清粛」と「下降」を意味しており、「肺は粛降を主る」とは、肺には、肺によって取り込まれた「清気」と脾から運ばれた「精微」と「津液」を身体の下部に運搬する機能、および、異物を取り除き、気道の清潔を維持する機能があるということです。肺の粛降作用も、3つの生理的機能を果たしています。

1つめの機能は、自然界の「清気」を体内に吸い込む機能です。人間が生命活動を維持するためには、自然界の清気を体内に取り込むことが不可欠となりますが、この過程は粛降作用によって行われています。

そして、2つめの機能は、「清気」「津液」「精微」を身体の下部に散布するという機能です。肺は五臓の中では人体の最も上部に位置する臓腑です。肺に吸い込まれた清気、および脾の働きによって肺に運搬された津液と水穀の精微は、肺の粛降作用によって、肺から身体の下部に運搬されます。

3つめの機能は、肺と気道の異物を取り除く機能で、この機能によって肺と気道は清潔を維持することができるのです。肺の粛降作用はこのような働きをもっていることから、粛降機能が異常をきたすと、清気の吸入、清気・津液・精微の運搬、肺と気道の清潔維持に対して悪影響を及ぼします。

「宣発」は「上」と「外」に向かって機能し、反対に、「粛降」は「下」と「内」に向かって機能しています。そして、肺の「宣発」と「粛降」という2つの作用は、相反する機能であると同時に、相互に協調しながら機能することで、濁気の排出と清気の吸入は成立しています。

したがって、宣発作用が機能しなければ、濁気は排出できなくなり、濁気が排出できなければ、清気を吸入することもできなくなるため、粛降作用が機能することもできません。「宣発」と「粛降」の両者は、相互依存と相互抑制によって、気の呼吸運動と昇降運動、津液の昇降と散布、及び精微物質の散布などを維持しているのです。

✴ 気を主り、呼吸を主る

肺は「宣発」と「粛降」の機能により、清気を吸い込み、濁気を吐き出しています。そして、この過程において、肺は気体の交換の場所として機能しているため「肺は呼吸を主る」と認識されています。

そして、このような東洋医学の認識は、肺は空気と血液との間のガス交換が行われるところであるという現代医学の認識とほぼ共通しています。肺の呼吸機能は、「気」(特に「宗気」)の産生と運動に不可欠な役割を果たしています。肺の呼吸運動によって、常に体内に取り込まれている空気中

の「清気」は「呼吸の気」と呼ばれています。そして、この「呼吸の気」は、人間が生命活動を行うためのエネルギーである「気」を生み出すことに不可欠な要素の1つとなっています。

また、肺の呼吸運動は全身の気の運動を調整しています。人体に存在する気は、肺の呼吸に基づいて「昇」「降」「出」「入」の各方向性を持った運動を行うことができるため、肺の呼吸機能が正常かどうかということは、気の産生と運動に直接的に影響しています。

したがって、何らかの原因によって、肺の呼吸機能が損なわれた場合には、咳、息切れ、喘息などの呼吸機能異常の症状があらわれるだけでなく、倦怠感、脱力感、発汗などの全身的な気虚の症状があらわれる場合もあります。

このように、肺は呼吸を主るだけでなく、「気」の産生と運動に直接影響していることから、「一身の気を主る」と認識されており、肺の宣発と粛降の機能は、健康面ばかりでなく、美容面にも大きな影響を与えています。

✱ 水道を通調する

「水道」とは、水液を運搬し排泄する通路という意味で、「通調」とは、「疏通」と「調節」という意味です。肺は、運搬と排泄によって、津液の疏通と調節を行っています。そして、このような機能は、津液を全身にまき散らし、一部を皮膚の汗腺から排泄する宣発作用と、津液を腎と膀胱に運搬して排泄する粛降作用に依存して行われています。また、この機能によって、「肺は水の上源となす」と認識されています。

人体の水液代謝の調節は、「脾」「肺」「腎」および「腸」「膀胱」などの臓腑が連携して機能することによって行われていますが、この過程には肺の宣発と粛降の機能が深く関与しています。したがって、何らかの原因によって肺の宣発機能が損なわれた場合には、腠理は閉塞して、無汗などの症伏があらわれ、粛降に異常をきたした場合には、水腫、小便が出にくい、尿量減少などの症候があらわれる場合があり、いずれも水液代謝機能に悪影響を及ぼす場合があります。

肺の衛気を宣発する機能、津液を全身に運搬する機能は、美容にも影響を及ぼしています。衛気には、肌肉の温度を維持し、皮膚と腠理を滋養し、汗腺の開閉を調節する作用があります。

また、津液には、皮膚と毛髪を滋潤し、関節の運動を円滑にし、孔竅（眼・耳・鼻・口腔など）を潤し、骨髄と脳髄を滋養する作用があります。そして、このような、衛気や津液の作用は、肺の衛気を宣発する機能、津液を全身に運搬する機能に依存して行われています。したがって、肺の生理機能が

正常で、衛気、津液が正常に宣発することで、皮膚が十分に潤養されていれば、皮膚は潤沢で、腠理の正常に機能し、外邪に対する抵抗力を強く保つことができます。

反対に、何らかの原因によって、肺の生理機能が異常をきたした場合には、皮膚は、栄養が不足して、「潤い」「つや」「滑らかさ」「張り」「弾力」「血色」などが失われて、肌荒れや乾燥肌となり、毛髪も力を失って憔悴した状態となる場合があります。

✻ 百脈を朝じ、治節を主る

「朝」とは、この場合は「向かう」「集まる」という意味です。全身の血は経脈を通じて肺に集まり、肺で清気と濁気の交換が行われて全身に運搬されることから、肺には百脈が集まるとされ、「百脈を朝じる」（肺朝百脈）と認識されています。また、「治節」とは「管理」と「調節」という意味です。

肺は宣発と粛降の作用によって、呼吸運動を調節し、気の昇・降・出・入の運動、津液を運搬と排泄、血の循行などを推進し、調節していることから、「治節を主る」と認識されています。

以上のように、肺の機能は、呼吸機能ばかりでなく、水液の調節、気血の運行、皮膚と腠理の防御等の機能にも深く関わっています。そのため、呼吸系の症状や疾患の多くは、肺を対象として治療し、水液代謝と血の循環に関する一部の疾病、外感表症、皮膚病についても、肺を対象とした治療が行われます。

また、上記のような肺の呼吸、水液の調節、気血の運行、皮膚と腠理の防御等の機能は、いずれも皮膚の美容に深く関係しているため、肺は皮膚の美容を保つ上で、最も重要な臓腑の1つであるとされています。

✻ 五行学説による「肺システム」

蔵象学説では、「肺は皮に合し、その華は毛にある。鼻に開竅する」とされていますが、「皮」「毛」「鼻」は、いずれも肺と同様に五行の「金」に帰属し、肺系統のシステムの一部として機能しています。また、「憂は肺の志」「涕は肺の液」とされており、「憂う」という感情や「涕」も「金」に帰属し、肺との関係が深いと認識されています。

✻ 肺は皮（皮膚）に合し、その華は毛（体毛）にある

東洋医学において、「皮毛」とは、皮膚、汗腺、体毛などの体表の組織を

全て含めた概念です。「皮毛」は、一身の表であり、汗を分泌して皮膚を潤沢にし、外邪から身体を防御する機能を果たしています。そして、このような皮毛の機能は、肺の宣発作用によって送り込まれる衛気と津液の作用によって成立していることから「肺は皮に合し、その華は毛にあり」と認識されています。そして、そのために、皮毛の状態から肺の機能状態を推測することができます。

一般に、肺が正常に機能している場合には、皮膚は潤沢で、体毛は光沢をもち、外邪の侵入を防御する力を強く保つことができます。一方、何らかの原因によって肺の機能が損なわれると、衛気や津液を皮毛に宣発し運搬することができなくなるため、皮毛は力と潤いを失って憔悴し、多汗あるいは無汗などの症状があらわれる場合があります。そして、同時に体内に外邪が侵入しやすい状態となります。

このように、肺は一身の表である「皮毛」と深く関係していることから、肺の機能状態は、特に皮膚の美容に大きな影響を及ぼします。

＊ 鼻に開竅する

鼻と喉はつながっており、ともに呼吸の通路として肺に連絡しているため、「呼吸の門戸」と形容されています。また、肺は嗅覚の機能を持ち、喉は発音の機能を持っていますが、これらは肺の呼吸機能に依存して機能しています。また、肺の疾病の多くは、口や鼻から侵入した外邪が原因であり、くしゃみ、鼻水、鼻づまり、咽喉部の腫れ、声枯れなど、鼻と喉の症状を引き起こします。鼻と肺は、このように密接に関係しているため、東洋医学では「肺は鼻に開竅する」と認識されています。

美容面においては、鼻は顔面部の中心に存在し、顔面部の重要な要素となっています。そして、鼻の美容と美声は肺の生理機能の影響を受けています。

＊ 腎の生理機能と美容

現代医学では、「腎臓」はソラマメ形をした泌尿器系臓器の1つで、左右一対存在し、体内に生じた不要物質を尿として体外に排出し、体液の組成と量を一定に保つ機能を担っていると認識されています。一方、東洋医学では、腎は、人間が生命活動を維持するためになくてはならない「精」という特別な物質を貯蔵し、人間の発育、成長、生殖の活動に直接的に大きく関与する重要な臓腑であると認識されています。

そのため、腎は、「エイジング」および「アンチエイジング」ということに、特に深く関与している臓腑です。このように、「腎」という臓腑と現代医学の「腎臓」は、日本語の名称は同じでも、大きく異なる概念です。

> 【 腎 】（水）
>
> 腎の特徴は、精を蔵する（貯蔵する）ことであり、水液をコントロールすることである。これは、滋潤と向下と寒冷の特性と合致することから、五行学説においては、腎は「水」に帰属する。

腎の概略

主な生理機能	蔵精、発育と生殖を主る 水を主る 納気を主る
五行従属	五志：恐 五液：唾 五主：骨・骨髄 五華：髪 表裏：膀胱 五竅：耳・二陰

蔵精・生殖・発育を主る

①精を蔵す（蔵精）

「蔵精」とは「精を蔵する」という意味です。「精」は人体を構成する基本的な物質であり、人体の成長・発育・および各種の生理活動を行うための物質基礎でもあります。精には「先天の精」と「後天の精」の２種類のものがあります。

「先天の精」とは、胎児を発育させる原始的な物質であり、生まれる前に父母から受けつぎ、腎に貯蔵されることから「先天」という名が付いています。そして、腎は「先天の精」を貯蔵する役割を果たしていることから「先天の本」と形容されています。

一方、「後天の精」とは、生まれた後に自然界から飲食物や大気中の清気を摂取し、脾胃の化生作用によって生成されるもので、体内で後天的に生み出されるものであるため「後天」という名が付けられています。また、「後天の精」を生み出すことにおいては、脾が中心的な役割を果たしているため、脾は「後天の本」と形容されています。「後天の精」は五臓六腑に運ばれ、

各臓腑が生理活動を行うためのエネルギー源を供給すると同時に、腎に貯蔵されて先天の精を養い、補充しています。

「先天の精」と「後天の精」は、先天の精がその基盤となり、後天の精が常に栄養を供給し続けることで、相互に補い合いながら成立し、同時に、相互に影響し融合することで「精気」という物質を生み出しています。腎はこのような「精」という特別な物質を貯蔵する働きを持っていることから、東洋医学では、腎は「精を蔵す」と認識されています。

②生殖を主る

腎に貯蔵されている精から生み出される「精気」という物質は、人間の生殖機能の「根本」であり、人間の生殖機能は、「腎気」が増強するほど旺盛となり、反対に、精気の衰弱に伴って減退するとされています。

「腎気」とは腎そのものの機能を意味する言葉です。精は、幼少期より、常に先天の精が後天の精によって少しずつ補充され滋養されることで、徐々に増強されていきます。そして、青春期を迎え、腎精から生み出された「精気」が満ち溢れると、「天癸」という物質が生み出されるとされています。天癸が生み出されると、男女ともに性機能が次第に成熟し、男子は精子を産生できるようになり、女子には周期的に月経が訪れるようになって、それぞれに固有の生殖能力が備わります。

しかし、年齢を重ねるにつれて、精気は次第に衰え始め、天癸が徐々に減少すると、性機能と生殖能力も次第に減退していきます。そして、精気が消失すると、生殖能力も失われてしまいます。「天癸」は肉体の成熟を促し、男女それぞれに性徴をもたらす働きがあることから、美容面においては、女性の曲線美や男性の肉体美を創出している物質であると認識されています。

③人体の発育と成長を促す

精気の盛衰は、人間の誕生から死亡に至るまでのエイジングやライフサイクルと直接的に関係しています。中国最古の医学書である『黄帝内経』には、男女それぞれのエイジングについて、下記のように記載されています。

「女性は7歳になると「腎気」が充盛し、永久歯が生え、髪の毛がふさふさしてくるという現象があらわれる。14歳になると生殖能力が生まれ、現象として月経が始まる。21歳になると腎気が全身をめぐるようになり、親知らずが生え、歯が完全に生え揃う。28歳になると筋骨がともに引き締まってくる。髪の毛がいっそう豊かになり、身体は女性としてもっとも充

実した状態となる。35歳になると身体は衰えはじめ、顔に皺ができはじめ、少しずつ抜け毛が目立つようになってくる。42歳になるとさらに衰えが進み、十分に顔に栄養が行き渡らなくなるため、顔に皺が増え、頭髪には少しずつ白髪が見られるようになる。49歳になると月経が終わり、生殖能力がなくなる」

「男性は8歳になると腎気がやっと充実し、そのあらわれとして髪の毛がふさふさとし、永久歯が生えてくる。16歳になると生殖能力が備わってくる。腎には精気が満ちあふれ、全身が男らしくなってくる。性行為が可能となり、子種をまくことができる。24歳になると腎気が全身を均等にかけめぐるため、筋骨がたくましくなり、親知らずが生え、これで歯が完全に生え揃う。32歳になると、筋骨が盛り上がって、筋肉もしっかりとし、男として最盛期を迎える。ところが40歳になると、だんだんと腎気が衰えてくる。そのため髪の毛が薄くなり、歯も悪くなってくる。48歳になるとさらに老化が進み、十分に顔面に栄養が行き渡らなくなって、顔に皺が寄り、髪には白いものが混じってくる。56歳になると肝気が衰え、肝のあらわれである筋の伸び縮みが充分にできなくなる。腎に蓄えられている精気が少なくなり、生殖力が欠乏し、腎の働きが弱くなって、身体が老化してしまう」

このように、精気は人体の成長と発育の根本であることから、精気が不足した場合には、人体の成長と発育に異常をきたし、幼少期には、発育と成長の遅れ、体型が小さくなる、体型のバランスが悪くなる、智力の未発達、動作が緩慢になる、虚弱体質等の兆候が見られ、成人期には、老化が早い、健忘症、動作が緩漫になるなどの症状があらわれる場合があります。また、女性は35歳、男性は40歳から老化現象があらわれるようになると考えられていることから、美容面においては、それ以前から老化防止（アンチエイジング）に備えることが必要であると言えるでしょう。

各臓腑の陰陽の根本

腎に蔵される精気は、全身の各臓腑に対して主として2種類の作用を及ぼしています。

1つは各臓腑を滋養し潤す作用で、この種の作用は「腎陰」と呼ばれています。腎陰は「元陰」「真陰」とも呼ばれ、人体の各臓腑の「陰」の根本であるとされています。例えば「肝陰」「心陰」「肺陰」等はいずれも腎陰によって養われています。そして、腎陰は人体の陰液の根本として、各臓腑組織に対し、濡らす、潤す、滋養する等の作用を発揮しています。

もう1つの作用は、各臓腑を温め、その機能を推進する作用で、この種

の作用は「腎陽」と呼ばれています。腎陽は「元陽」「真陽」とも呼ばれ、人体の各臓腑の「陽」の根本であるとされています。例えば、「心陽」は腎陽により適度に温められています。そして、腎陽は人体の陽気の根本として、各臓腑を温め、その機能を推進する機能を発揮しています。

このように、腎陰と腎陽は各臓腑の陰・陽の根本であることから、東洋医学では「腎は水火の宅」であると認識されています。そして、腎陰と腎陽は人体における「陰」「陽」の根本をなす物質であることから、腎精、腎陰が充足し、腎気、腎陽が旺盛である場合にのみ、人間の容貌は根本的な美を表現することができると考えられています。

腎陰と腎陽は、相互に制約し合い、同時に依存し合うことで、人体の生理機能の調和を維持しています。一方、何かの原因によって、腎陰と腎陽の調和が失調した場合には、「腎陰虚」もしくは「腎陽虚」という状態となります。

腎陰と腎陽を車の動力である「エンジン」とそれを適度に冷却するラジエタの「冷却水」に例えると、「腎陰虚」は冷却水が不足してエンジンを冷却することができなくなった状態であり、「腎陽虚」はエンジンのパワーが不足してしまった状態です。そのため、腎陰虚となった場合には、手足がほてる、のぼせる、寝汗、男性の遺精などの一般的症状が見られるだけでなく、他の臓腑を滋養することができなくなり、様々な病理的な症状があらわれる場合があります。

美容面においては、熱（火）が顔面部の肌に鬱結し、顔面部に色素沈着や吹き出物等が生じる場合があります。

一方、腎陽虚となった場合には、腰や膝が冷えて痛む、四肢が冷える、小便が出にくいか頻尿などの症状があらわれる場合があります。また、男性では、ED、早漏などの症状があらわれ、女性は子官が冷えて不妊症となるばかりでなく、他の臓腑にも影響して様々な病理的な症状を引き起こす場合があります。

美容面においては、腎の本色（黒色）が顔にあらわれ、「黄褐斑」（しみ）があらわれる場合があると考えられています。また、腎陰、腎陽の両方がともに不足した場合には、臓腑の気血を生化する機能が影響を受けるため、顔色が黒くなり、老人になる以前に衰え始める場合があると考えられています。

✱ 水を主る

腎には、全身の水液代謝をコントロールし、体内の水分のバランスを調

節する機能があるため、東洋医学では、「腎は水を主る」と認識されています。体内の水分は、胃の受納に始まり、脾の運化作用と肺の通調作用によって、全身に輸送され、その廃液は主として膀胱に運び下ろされて体外に排出されています。この一連の水分代謝の過程において、腎陽が脾の運化、肺の宣発と粛降等の生理活動を推進する機能を果たすことで、腎は水分代謝のバランスを調節する働きを担っています。

そのため、何らかの原因により、腎陽が不足した場合には、水液代謝の調節に障害が起こり、尿量減少や尿閉を引き起こしたり、夜間の多尿などの症状があらわれる場合があります。またむくみを引き起こす原因ともなるため、美容面においても悪い影響を及ぼすことになります。

納気を主る

納気とは、「気を受納する」という意味です。腎は肺が吸入した気を受け取り、納めることで、呼吸を調節する機能を果たしていることから、東洋医学において、「腎は納気を主る」と認識されています。腎の「納気を主る」という作用は、呼吸が一定の深さを保つための役割を果しています。

腎気が旺盛で気を受納する作用が正常であれば、肺に吸った清気は、腎に納めることができ、呼吸が浅くなるのを防いで体の内外の気体交換を調整することができます。そのため、東洋医学では「腎は気の根」と形容されています。

一方、何らかの原因によって、腎虚になり、気の根本が不足すると、吸い込まれた気が腎に納められず、臨床的には、呼多吸少、吸気が困難、少し動いただけで息切れがするなどの症状があらわれる場合があります。

五行学説による「腎システム」

蔵象学説では、「腎は骨を主り、髄を生じ」「その華は髪にあり、耳と二陰に開竅する」と認識されており、「髄」「骨」「髪」「二陰」（肛門と外生殖器）は、いずれも腎と同様に五行の「水」に帰属し、腎系統のシステムの一部として機能しています。

また、「恐は腎の志」「唾は腎の液」とされており、「恐れる」という感情や「唾」も「水」に帰属し、腎との関係が深いと認識されています。

腎は骨を主り、髄を生ずる

腎に貯蔵されている精には「髄」を生み出す作用があるとされています。また、髄は骨中に存在し、骨は髄によって栄養されています。そのため、

骨髄が正常に生み出されるためには、その源である腎精が充足していることが条件となります。

また、東洋医学では「歯は骨の余」と認識されており、歯も腎精が栄養していると考えられており、腎精が充足していれば、歯は丈夫で抜けにくい状態を保持することができると認識されています。

腎の華は髪にある

蔵象学説では、髪は「血の余」であり、また、精と血は相互に養い合う関係にあると認識されています。したがって、腎精が充実していれば血も旺盛となり、血が旺盛であれば、毛髪は十分な栄養を得ることができます。つまり、髪に栄養を与えているのは血であり、さらにその生成の根源は腎であるため、髪は腎の外在表現であり、腎中の精気の盛衰は、髪の成長状態に反映されています。

このように、髪は腎精と密接に関係しているため、腎中の精気の盛衰の状態を知るための客観的な指標となっています。

腎は耳と二陰に開竅する

「二陰」とは肛門と外生殖器を意味し、腎は「耳」と「二陰」と深い関係があると認識されています。腎の精気が十分であれば、聴覚は鋭敏で、排尿と生殖の機能も正常な状態を保つことができますが、精気が不足すると「耳鳴り」「難聴」「頻尿」「失禁」「小便が出にくい」などの症状があらわれる場合があります。

腎と関係が深い骨、歯、髪、耳、二陰などは、いずれも、老化に伴う衰えがあらわれやすいという傾向があります。加齢に伴い、骨は脆弱になり、歯は抜けやすくなり、髪の毛は抜けたり白くなったりして、耳は遠くなり、生殖機能は明確に減退していきます。それは、腎に貯蔵されている精が、骨、歯、髪、耳、二陰などの機能に直接作用していることが理由です。

そして、精を貯蔵している腎という臓腑は、人間の発育から、成長、老化までのライフサイクルとエイジング、および生殖に深く関わる臓腑であり、美容面においては「老化予防」（アンチエイジング）ということに直接深く関係しています。

第3部

理論編

Chapter 13

東洋医学の
体質分類と美容

体質分類と養生

　前述した通り、病というものは、ひと度発病してしまうとなかなか治りにくいものですが、本格的に発病する以前の段階であれば、より簡単に健康を回復することができます。そのため、東洋医学では、疾病予防、早期発見と早期治療が重要であると認識され、「治未病」という考え方が重視されてきました。

　未病という状態には「健康状態」「半健康状態」「発病の軽症状態」の3つの局面があります。したがって、治未病には、「未病先防」（病気がなければ予防する：一次予防）、「有病早治」（半健康状態または軽症状態の早期発見と早期治療：二次予防）、「既病防変」（すでに発病してしまった場合には軽症のうちに回復させる）という、それぞれの局面に応じた考え方と方針が存在します。

　また、東アジアには、古来より、「養生」と呼ばれる特有の概念が存在してきました。養生とは「命を養う」という意味で、健康で長生きをすることを目的とした思想とそれに基づいて蓄積された膨大な知識、経験、方法です。そして、東洋医学では、「治療は三分、養生は七分」と認識されており、治療よりも日常生活における養生を通じた一次的予防がより重要であると認識されています。

　養生の本質は、病を予防することではなく、積極的に健康の増進をはかることで、生命、生活、人生の質（QOL：quality of life）をより高めながら健康な長寿を全うすることです。西洋の現代医学にも「予防医学」という概念は存在しますが、このような養生に類する観念や方法は存在しません。「養生」という東アジア特有の概念は、世界各地で寿命と「健康寿命」とがますます乖離している現状において、全人類にとっての至上の財産であると言えるでしょう。

　一方、健康美容鍼灸の特徴は、美容から健康の維持、増進、適応疾患の治療までを、利用者の要望に応じて臨機応変に行うことです。そこで本項では、東洋医学特有の体質分類に基づく養生、すなわち、健康と美の維持、増進の基本的な考え方について解説します。

体質と灸法

　日本、中国、韓国などの東アジア諸国では、「灸」は「鍼」とともに「鍼灸」（acupuncture and moxibustion）という一体の治療法として、常に同じ資格を持つ専門家によって実践されています。一方、ヨーロッパやアメリカなどの東アジア以外の国々では、鍼（acupuncture）だけが単独で普及を遂げており、灸（moxibustion）に対する認知度は極めて低いというのが現状です。また、美容を目的とした鍼灸の分野においても、「美容鍼」という言葉が盛んに使われるようになり、「灸」の存在が置き去りにされている傾向が否めません。

　しかし、上記のように、鍼灸は、元来、一体の治療法として行われてきたことから、諸外国においても、美容の分野においても、一体のものとして再認識されるべきであろうというのが筆者の見解です。日本において、「灸」は、かつては、家庭の養生法として広く普及し、現代でも、灸を用いた健康法が見直されるようになっています。また、灸には、一般の方々でも、家庭の健康法、美容法として手軽に行うことができるという鍼にはない利点もあります。

　そこで、本項では、灸による養生に使用できる各体質に応じた経穴の選穴例を示します。

体質と食

　紀元前8世紀の中国の周王朝の時代には、医師は食医、疾医（内科医）、傷医（外科医）、獣医の四種類があり、食医はその中で最も格式と身分が高い医師として位置付けられていました。作用の強い生薬を用いたり、体を傷つけて痛みや熱さなどの苦痛を伴う鍼灸を用いるのは、野蛮な下策であり、最後の手段であると考えられていたのです。

　そのため、生薬や鍼灸はむやみに使うべきでないとされ、健康と長寿を実現するためには「飲食」によって命を養うことが最高の策であるされていました。そして、それを担う食医こそが最も偉大な医師であると認められていました。

　一方、現代社会の現状はどうでしょう。生薬や鍼灸よりもはるかに侵襲度の高い化学薬物や外科的手術などの方法が最先端で最高の医療であるとされ、「養生」という発想はおおよそ見当たりません。

上記のような飲食と健康に関する認識から、東アジアの食文化には、「薬食同源」という思想があり、「食養生」という概念が存在してきました。薬食同源とは、「食物は食べ方次第で自然の薬となり、健康を維持、増進することができる」という豊富な食経験に基づく食に対する認識です。そして、食養生とは、このような認識に基づいた飲食による養生法です。そこで、このような食養生に関する知識を身に付け、患者さんに対して適切な助言を行うことで、鍼灸師は、現代社会において、食医としての役割を果たすこともできます。

　また、鍼灸は、体のなかで滞った気や血の流れを改善することには優れた効果を発揮しますが、鍼灸だけを用いて気や血を補うことは容易なことではありません。一方、「補気」や「補血」の効能を持つ食品を積極的に摂取することで、食事によって気や血を補うことができます。そして、日常生活において食養生の知識を活かしていくことで、健康と美の維持、増進を目的とした鍼灸の効果をより高めることができます。

　そこで、本項では、東アジア特有の飲食による健康と美の維持、増進、すなわち、「食養生」についても解説します。

＊体質と養生

　未病は、「半健康状態」および「体質」と深い関係があります。

　半健康状態とは「健康」と「病」の間に存在する「第三の状態」であることから、未病に類する状態です。特定の疾患を発病していなくても、疲労倦怠感、肩こり、冷え、下痢や便秘、睡眠障害などの不定愁訴を抱えている場合、糖尿病や高血圧症などの予備軍などは半健康状態として認識されます。

　一方、「体質」とは、個体の形態的、生理的な特性であり、先天的な遺伝と誕生後の後天的な様々な要因によって形成されます。体質的な特徴は、自然環境や社会的環境に対する適応能力に影響を及ぼし、また、特定の疾患に罹患しやすい傾向もあります。

　このように、半健康状態と体質は、養生や治未病という概念において、非常に重要な要素となります。そして、東洋医学には固体特性の評価を目的とした「体質分類」に関する特有の知識体系が存在します。

　東洋医学では、体のなかで、寒熱と気、血、津液の調和が保持されている体質を健康な体質であると認識しています。反対に、体の中の寒熱のバランスが偏ってしまったり、気、血、津液のいずれかが過不足な状態

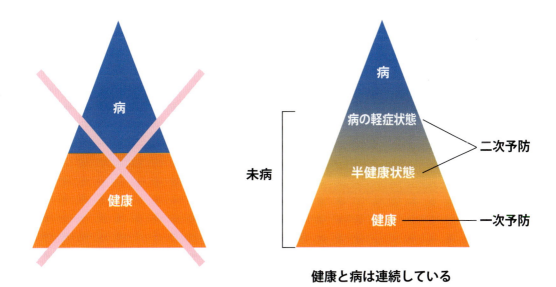

健康と病は連続している

となっている体質は、健康が損なわれた体質であると判断されます。

したがって、現代社会に増えている様々な生活習慣病を予防するためには、早期発見・早期治療という二次的予防ばかりでなく、個々の体質を正しく判別し、その体質に応じて適切な養生を行うことで、体質を改善して健康の維持、増進をはかることが重要です。そして、生活習慣の改善や日常の養生による「体質改善」は、健康を基礎とした人体の自然美の維持、増進をはかる上でも重要な要素となります。

東洋医学の体質分類

寒熱の分類

東洋医学の健康や病に対する考え方は、「陰陽五行説」という中国古代の哲学思想に立脚しています。陰陽五行説は、「陰陽説」と「五行説」という２つの哲学思想から成り立ち、そのうちの陰陽説では、自然界に存在する全ての物や現象は、「陰」と「陽」の相対する２つの要素から成り立っていると考えられています。

「陰」と「陽」は、それぞれ異なった性質を持つ２つの属性のことで、静止的、下降的、内在的、寒冷的、暗い、不明瞭的、物質的、衰退的、抑制的な性質を持つものは「陰」に属し、活動的、上昇的、外在的、温熱的、明るい、明瞭的、機能的、亢進的、興奮的な性質を持ったものは「陽」に

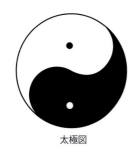
太極図

属すとされています。
　例えば、自然界では地・夜・秋冬・雨などは「陰」に属し、天・昼・春夏・晴などは「陽」に属します。また、人体構造では、下半身・体内・内側・五臓などは「陰」に属し、上半身・体表・外側・六腑などは「陽」に属します。

陰陽の分類

属性	空間	時間	天候	季節	温度	明るさ	位置	運動	生命	現象	機能活動	物質状態	電気	形質	温度	厚さ	速度
陽	天	昼	晴	春夏	熱	明	外上前左	動升浮進	成長	発育	興奮 亢進	気体 液体	＋	無形 機能	温熱	薄	速
陰	地	夜	雨	秋冬	寒	暗	内下後右	静降沈退	老衰	成熟	抑制 衰退	液体 固体	－	有形 物質	寒涼	厚	遅

　東洋医学では、人間の性別、構造、体質、生理機能、病理変化などの全てが、陰陽説の考え方に基づいて陰と陽に分類されています。そして、健康状態とは、陰と陽のバランスが調和している状態であると考えられています。同時に、健康の維持や病の治療についても、陰陽バランスを調整することが原則となります。

　東洋医学の治療や体質分類において、最も重要なのは「寒」と「熱」の分類です。陰陽学説において、「寒」は陰に属し、「熱」は陽に属すとされ、顔色が青白い、舌と唇の色が淡い、手足が冷えるなどの症状を伴う体質や体調を「寒証」、暑がり、顔色や目が赤い、舌と唇の色が赤い、口や喉が渇きやすいなどの症状を伴う体質や体調を「熱証」といいます。

　「寒証」の場合には、温めることで寒熱バランスを調えることができるため、例えば、熱の力を加える灸法が、体の陰陽バランスを調える上で、合理的で効果的な施術となります。反対に、「熱証」に対する灸法は、火に油を注ぐような行為となることから、かえって体調を悪化させてしまう結果となります。
　このように、体質の判別において、「寒」と「熱」の判別を誤ってしまうと、養生の方針と方法の選択も誤ることになり、さらに健康を損ねてしまう場合があります。したがって、東洋医学の体質分類において、「寒証」と「熱証」の判別は、最も基本的で重要な要点となります。

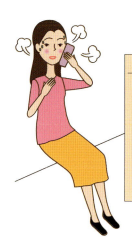
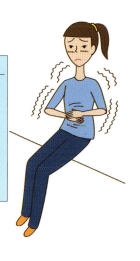

熱証	寒証
・暑がり ・のぼせやすい ・顔色や目が赤い ・舌と唇の色が赤い ・喉が渇きやすい ・便秘傾向 ・小便の量が少なく色が濃い	・寒がり ・顔色が青白い ・舌と唇の色が淡い ・手足が冷える ・小便の量が多く色が薄い ・下痢傾向

気、血、津液

　Chapter11で解説した通り、人間の体は「気」「血」「津液」という3つの基本的な物質で構成されています。気、血、津液は、人体を構成する最も基本的な物質で、人体の正常な生理的機能は、これらの物質によって維持され、生命活動が行われています。

　したがって、生命活動を健康的に維持するためには、体の中の気、血、津液が、適切な分量で供給され、円滑で滞りなく循環していることが必要です。反対に、気、血、津液のいずれかが、不足あるいは衰弱したり、体内のどこかで停滞したりすると、健康と美を損なったり、様々な疾病を引き起こす原因となります。

陰陽と気、血、津液

　上記のように、東洋医学では、人間の性別、構造、体質、生理機能、病理変化などの全てが、陰陽説の考え方に基づいて陰と陽に分類されています。そして、人間が生命活動を維持する上で必要な基本物質である気、血、津液も、陰と陽に分類されています。

　目で見ることができない生体エネルギーである「気」は、機能的、活動的、上昇的、温熱的、興奮的などの性質を持つことから「陽」に分類されます。

一方、物質的、静止的、下降的、寒冷的、抑制的などの性質を持つことから、「血」と「津液」はいずれも「陰」に属します。

そして、このような陽の性質を持つ気は「陽気」と呼ばれる場合があり、車のエンジンのようにエネルギッシュに人間の生命活動を推進しています。一方、陰の性質を持つ血と津液は、総称して「陰液」と呼ばれ、エンジンの冷却水ように、陽気が過剰に亢進することのないよう、陽気を適度に抑えています。そして、このような陽気と陰液の調和を保つことは、健康を維持、増進することの主要な課題となります。

東洋医学の体質分類

前述した通り、東洋医学の体質分類では、体のなかで、寒熱と気、血、津液の調和が保持されている体質を健康な体質であると認識しています。一方、体の中の寒熱のバランスが偏ってしまったり、気、血、津液のいずれかが過不足な状態となっている体質は、健康状態がある程度損なわれた体質であると判断され、体の中でどのような変調が起きているかによって、「気虚質」「血虚質」「陽虚質」「陰虚質」「気鬱質」「瘀血質」「痰湿質」「湿熱質」の8種類の体質に分類しています。

これらの体質は、その特性が著しくなった場合には、様々な疾病や健康障害を引き起こす可能性があり、また、体の内部の状態は様々な生理活動を通じて体表に反映されることから、容貌や容姿に悪影響を及ぼす場合もあります。

本項では、8種類の体質の特徴を示し、それぞれの体質に応じた灸法の選穴例と食品例を示します。体質に応じて灸や食を用いた養生を実践し、寒熱や気、血、津液のバランスを調え、体質を改善することで、健康と美を維持、増進し、病を未然に防ぐことができるでしょう。

臨床的には、2つ以上の体質が入り混じっている場合もあります。特に、東洋医学では、気が血を生んだり、気が血を引っぱって全身を循行していると考えられていることから、気と血は非常に密接な関係があり、気虚質と血虚質、気鬱質と瘀血質は入り混じっている場合が少なくありません。また、気虚質や陽虚質では、体の中で痰湿を生みやすくなるため、気虚質や陽虚質と痰湿質は入り混じる場合が少なくありません。そのため、それぞれの体質とその特性を十分に理解した上で注意深く判別を行うことが重要です。

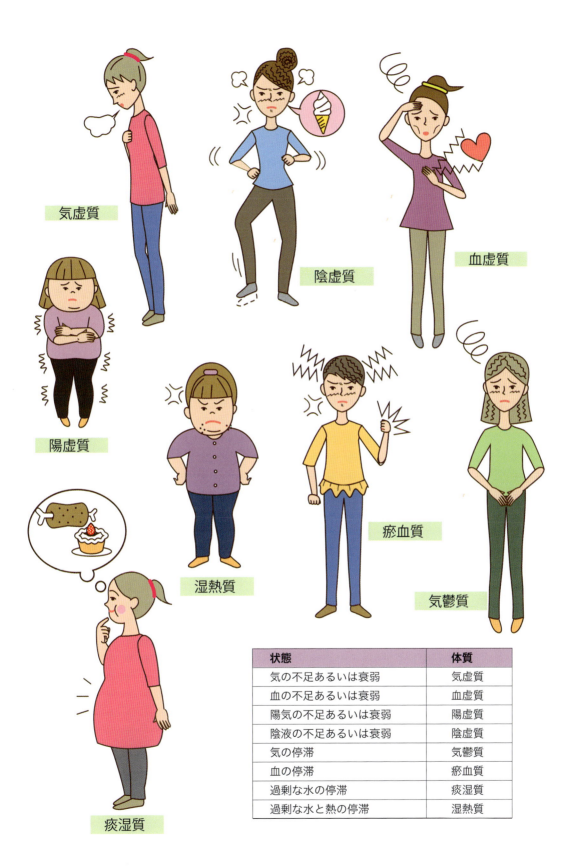

状態	体質
気の不足あるいは衰弱	気虚質
血の不足あるいは衰弱	血虚質
陽気の不足あるいは衰弱	陽虚質
陰液の不足あるいは衰弱	陰虚質
気の停滞	気鬱質
血の停滞	瘀血質
過剰な水の停滞	痰湿質
過剰な水と熱の停滞	湿熱質

気虚質

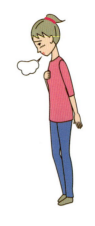

「虚」とは、不足あるいは衰弱という意味であり、気虚質とは、体の中で気が不足あるいは衰弱している体質です。疲れやすい、全身の倦怠感、食欲不振などの特徴があり、外邪に対する抵抗力が低下しているため、風邪などをひきやすい傾向があります。また、気の固摂作用が低下すると血が漏れやすくなるため、月経の周期が早まる傾向もあります。

美容面では、気と血は肌の弾力と光沢に特に深く関係しています。気と血が体中に十分に行き渡っていれば、肌も十分に栄養されますが、気虚質や血虚質では、肌も栄養不足となっているため、顔色がすぐれない（青白い、黄色っぽい）、皮膚に弾力がない、たるみや皺ができやすいなどの特徴があります。また、代謝機能が低下しているため、むくみやすい傾向もあります。

気虚質は、このように気が不足あるいは衰弱している体質であることから、気虚質からより健康な状態へと体質の改善をはかるためには、「補気」（気を補うこと）を行うことが基本原則となり、補気に有効な施術や行為を行うことが適切な養生法となります。

鍼灸は、滞った気の流れを改善することには優れた効果を発揮しますが、鍼灸だけを用いて気を補うことは容易なことではありません。一方、「補気」の効能を持つ食品を積極的に摂取することで、体内で不足している気を補うことができます。また、何らかの原因により脾胃の機能が低下すると、摂取した飲食物から気を生み出すことができにくい状態となり、気虚傾向となることから、鍼灸では、脾胃の機能を改善させることを方針とした施術を継続的に行うことが有効です。

東洋医学の基礎が確立されたのは３千年ほど前のことであり、今の時代とは食料事情が圧倒的に異なっています。昔の時代には、食料不足や栄養不足により、気虚となってしまう人が少なくなかったであろうと考えられますが、現代社会は「飽食の時代」とも呼ばれ、特に先進国と呼ばれる国々では、一般大衆が食料不足や食料難に直面することはほとんどありません。

そして、糖尿病に代表される現代の生活習慣病の原因は、食料不足や栄養不足とは正反対の「過食」が原因となっています。したがって、現代社会においては、不適切なダイエット、長期にわたる闘病生活、過労などの特別な要因がない限り、気虚質は昔のように多くはないであろうというのが筆者の見解です。

また、気虚質と後述する痰湿質では、「手足や体が重だるい」「むくみや

すい」「動くのがおっくう」「体が冷えやすい」など、多くの共通した特徴や傾向があります。同時に、過食は痰湿を生み出す主な原因です。したがって、一見すると気虚質と思われる人の中には、実際には、痰湿質であったり、気虚質と痰湿質が入り混じった体質である場合が少なくないようです。

気虚質の特徴	疲れやすく倦怠感がある 元気がない 呼吸が短く、少し動いただけで息切れがする 食が細く、食欲不振ぎみ 痩せているか肥満
気虚質の肌の特徴	顔色が青白いか黄色っぽい むくみやすい 肌につやと弾力がない 目に力がない 疲れると顔色がくすむ 唇の色が薄くつやがない 髪の毛に力がない
気虚質の生理の傾向	経血の量が多いか少ない 経血の色が薄い 経血の質がさらっとしている 生理周期が短い傾向
気虚質に起こりやすい肌のトラブル	顔色がすぐれない（青白い、黄色っぽい）、肌にはりと弾力がない、小皺、たるみ、くすみ、肌荒れ、乾燥肌
食養生	鶏肉、牛肉、豚肉、羊肉、鶏卵、うなぎ、鮭、えび、いか、きのこ類、れんこん、豆類、豆腐、栗、にんじん、キャベツ、ぎんなん、松の実
選穴例	関元、気海、中脘、足三里、三陰交、脾兪、合谷

✱ 血虚質

「血虚」とは、体のなかの「血」が量的に不足したり、機能的に衰弱している状態です。血が頭部に十分に供給されなくなるため、めまいがしたり、眼精疲労、ドライアイなどになりやすい状態になります。また、血は「心」に栄養を供給して精神活動を支えているため、動悸がしたり、不眠や精神不安になる場合もあります。血が不足していると、女子では経血も溜まりにくくなるため、生理の周期が長く、経血量が少なくなる傾向があります。

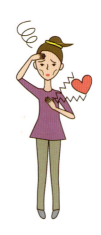

美容面では、気、血、津液の中でも、気と血は肌の弾力と光沢に特に深く関係しています。気と血が体中に十分に行き渡っていれば、肌も十分に栄養されます。

しかし、気や血が不足すると、皮膚や表情筋に対する影響も大きく、顔色がすぐれなくなり（青白い、黄色っぽい）、皮膚は弾力を失い、乾燥肌、たるみ、皺の原因にもなります。代謝機能が低下するため、むくみやすくなる場合もあります。

また、「髪は血の余り」であることから、毛髪が弱くなる場合もあります。

血虚質は、このように血が不足あるいは衰弱している体質であることから、血虚質からより健康な状態へと体質の改善をはかるためには、「補血」（血を補うこと）を行うことが基本原則となり、補血に有効な施術や行為を行うことが適切な養生法となります。

血は、気と同様に体内で生み出される物質であり、生命活動を維持する上で不可欠な基本物質です。鍼灸は、体内で滞った血の流れを改善することには優れた効果を発揮しますが、鍼灸だけを用いて血を補うことは容易なことではありません。一方、「補血」の効能を持つ食品を積極的に摂取することで、食事によって体のなかで不足している血を補うことができます。

また、何らかの原因により脾胃の機能が低下していると、摂取した飲食物から血を生み出すことができにくい状態となり、血虚傾向となることから、鍼灸では、脾胃の機能を改善させることを方針とした施術を継続的に行うことが有効です。

血虚質の特徴	めまい・貧血 不眠 目が疲れやすい 血色が悪い 便秘 痩せ傾向
血虚質の肌の特徴	血色が悪く、顔色が青白いか黄色っぽい 肌が乾燥しやすくつやがない 乾燥がひどくなると痒みを感じる 角質が乾燥して粉をふく 皺ができやすい 目に力がない 唇の色がうすくつやがない 髪の毛につやと力がなく、抜け毛が多い 爪が弱い
血虚質の生理の傾向	経血の量が少ない 経血の色が薄い 経血の質がさらっとしている 生理周期が遅れる傾向
血虚質に起こりやすい肌のトラブル	顔色がすぐれない（青白い、黄色っぽい）、 皮膚にはりと弾力がない、くすみ、小皺、たるみ、肌荒れ、乾燥肌
食養生	豚肉、豚足、豚レバー、鶏レバー、牛レバー、鶏卵、うなぎ、いか、牡蠣、帆立貝、スッポン、黒豆、ほうれん草、にんじん、黒胡麻、くるみ、松の実
選穴例	関元、気海、三陰交、血海、大椎、膈兪、脾兪

第3部 理論編 ＊Chapter 13 東洋医学の体質分類と美容

✲ 陽虚質

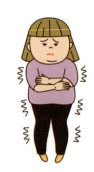

　気虚が著しくなった状態を「陽虚」といいます。気には体を温める作用があることから、気虚が著しくなると、気虚の症状に加えて、手足や足腰が冷えたり、寒がりになるなどの「冷え」の症状があらわれます。つまり、陽虚質は、気が不足して自分の体を温める機能が低下している体質です。
　冷たいものを口に含むことが多い、冬でも薄着をしているなど、体を冷やすことが多いと陽虚質になりやすくなります。陽虚質の人は基礎代謝や水分代謝の機能が低下しているため、むくんだり、水太りになりやすい傾向があります。

　陽虚質は、このように陽気が著しく不足あるいは衰弱している体質であることから、陽虚質からより健康な状態へと体質の改善をはかるためには、「補気」「補陽」（陽気を補うこと）、および体を温めることが基本原則となり、体を温め、補陽に有効な施術や行為を行うことが養生となります。
　この場合に、鍼を用いて陽気を補うことは容易なことではありませんが、灸は体を温める作用に優れているため、日常的に灸を行うことが有効な養生法となります。
　また、「補気」「補陽」の効能を持つ食品と体を温める効能に優れた食品を積極的に摂取することで、冷えやすい体を温め、体内で不足している陽気を補うことができます。

陽虚質の特徴	寒がりで冷え性 手足や腹部が冷えやすい 足腰がだるくて力が入らない 下痢をしやすい むくみやすい 肥満傾向
陽虚質の肌の特徴	血色が悪く、顔色が青白いか黄色っぽい 肌がむくみやすく弾力がない 肌がたるみやすい 目に力がない 目のまわりにくまができやすい 唇の色がうすくツヤがない 髪の毛に力がなく抜けやすい
陽虚質の生理の傾向	経血の量が多いか少ない 経血の色が薄いか黒っぽい 生理周期が遅れる傾向 生理痛が起こりやすい
陽虚質に起こりやすい肌のトラブル	顔色がすぐれない（青白い、黄色っぽい）、 肌にはりと弾力がない、小皺、たるみ、くすみ、目の周囲のくま
食養生	羊肉、鹿肉、牛肉、海老、くるみ、にら、にんにく、生姜、ねぎ、クローブ、シナモン、コショウ、唐辛子
灸法の選穴例	関元、気海、脾兪、腎兪、命門、太渓、足三里

✳ 陰虚質

陰虚質は、血だけでなく津液を含めた体液全般が不足あるいは衰弱している状態です。津液には、体を潤し滋養する作用があり、また、車のエンジンの冷却水のように、体内の過剰な熱を適度に冷ます作用があります。

そのため、陰虚質では、体内の寒熱のバランスが熱に偏り、手足のほてり、のぼせ、口の渇きなどの症状が起こります。美容面では、肌の必要な水分が不足するため、肌の潤いが失われ、乾燥肌や皺などの原因となります。

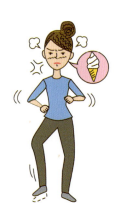

陰虚質とは、このように陰液が総体的に不足あるいは衰弱している体質であることから、陰虚質からより健康な状態へと体質の改善をはかるためには、「補陰」（陰液を補うこと）が基本原則となり、補陰に有効な施術や行為を行うことが適切な養生法となります。

この場合に、鍼を用いて陽気を補うことは容易なことではありません。また、陰虚質は、寒熱のバランスが熱に偏っているため、原則として灸法は適しません。

一方、「補陰」の効能を持つ食品を積極的に摂取することで、体のなかで不足している陰液を補うことができます。

陰虚質の特徴	手足のほてり・のぼせ 口・喉の渇き 寝汗をかく 睡眠障害 便秘 痩せ傾向
陰虚質の肌の特徴	顔色は全体的に赤い、または頬が赤い 肌が乾燥したりザラザラする 唇は赤く乾燥気味 皺ができやすい 目が充血しやすい 目やにが出やすい 鼻が乾燥気味
陰虚質の生理の傾向	経血の量が少ない 経血の質が粘稠 生理周期が短いか遅れる
陰虚質に起こりやすい肌のトラブル	小皺、くすみ、肌荒れ、乾燥肌、赤ら顔、しみ、ドライアイ
食養生	豚足、豚の皮、スッポン、牡蠣、あさり、ホタテ貝、ムール貝、いか、うなぎ、昆布（海藻類）、黒豆、黒ごま、山芋、たけのこ、白菜、トマト、蓮根、緑豆、もやし、豆腐、オクラ、椎茸、ココナッツ
選穴例	陰虚質は、寒熱のバランスが熱に偏っているため、原則として灸法は適しません。生活習慣や食生活などで体質改善をはかることが要点です。

気鬱質

気が円滑に循環できずに体内のどこかで滞っている状態を「気鬱」といいます。気は、五臓の肝の働きによって全身に円滑に運ばれていて、肝が健全に機能していれば、気は経絡を通じて円滑に循行することができますが、肝は、五臓の中でも特にストレスに弱い臓腑であることから、過剰なストレスを受けると、肝の機能が低下して気鬱が起きやすくなります。

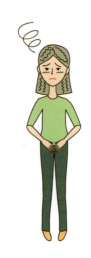

「ストレス社会」と呼ばれる現代社会では、ストレスが気鬱を引き起こす主要な原因となっています。体内で気が停滞するとイライラしやすくなったり、抑鬱状態になりやすくなるばかりでなく、生理痛や生理不順の原因にもなります。また、肌にも栄養が供給されにくくなり、気から生まれる血の流れも停滞する傾向があります。

このように、気鬱質は、気が円滑に循環できずに体内のどこかで滞っている状態であることから、気鬱質からより健康な状態へと体質の改善をはかるためには、「行気」（気を巡らせること）を行うことが基本原則となり、行気に有効な施術や行為を行うことが適切な養生法となります。

鍼は、体内で滞った気の流れを改善することには非常に優れた施術です。また、体を温めることで気の循環が改善される場合も少なくないことから、気鬱質で寒熱のバランスが熱に偏っていない場合には、灸法が有効な養生となります。また、「行気」の効能を持つ食品を積極的に摂取することが有効な養生となります。

気鬱質の特徴	ため息が多い 胸の脇や腹部が張って痛む イライラしやすい 憂鬱傾向 睡眠障害 痩せ傾向
気鬱質の肌の特徴	肌につやがない くすみやすい 目の周囲にくまができやすい しみができやすい
気鬱質の生理の傾向	経血の量が多いか少ない 経血の色は正常 生理不順 生理前に胸が張って痛む
気鬱質に起こりやすい肌のトラブル	肌につやがない、くすみ、目の周囲のくま、しみ、肌荒れ、にきび・吹き出物
食養生	あさり、牡蠣、セロリ、パセリ、にら、ねぎ、キャベツ、大根、生姜、胡椒、ジャスミンティー、ミントティー、ローズティー
選穴例	百会、関元、太衝、三陰交、陽陵泉、外関、合谷

瘀血質

体内で鬱滞した「血」を「瘀血」といいます。瘀血質は、何らかの原因で血の粘性が高くなり、体内のどこかで滞ってしまっている体質です。東洋医学的に見ると、三大成人病である悪性腫瘍、心臓疾患、脳血管障害は、いずれも瘀血が大きく関与していると考えられます。

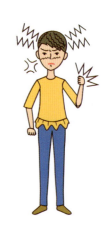

瘀血は様々な原因で生じますが、現代社会では、ストレスによって気が滞ることによって生じる場合が少なくありません。東洋医学では、気が血を引っぱって体内を循行していると考えられているため、気鬱は瘀血を生む主要な原因であり、また、気鬱質と瘀血質は同時にみられる傾向があります。

瘀血質では、手足の冷えや生理痛、生理不順、出血しやすい、青あざができやすいなどの症状のほか、情緒が不安でイライラしやすくなる傾向があり、美容面では顔色が黒ずんだり、くまができたり、肌のざらつき、しみなどの原因にもなります。

このように、瘀血質は、血が体内のどこかで滞ってしまっている体質であることから、瘀血質からより健康な状態へと体質の改善をはかるためには、「活血」（血を巡らせること）を行うことが基本原則となり、活血に有効な施術や行為を行うことが適切な養生法となります。

同時に、気の流れを改善することも、血の流れを改善させるためには有効であり、気鬱質と同様に、行気に有効な施術や行為を行うことも有効です。

鍼は、体内で滞った気や血の流れを改善することには非常に優れた施術です。また、体を温めることで血の循環が改善される場合も少なくないことから、瘀血質で寒熱のバランスが熱に偏っていない場合には、灸法も有効な養生となります。また、「活血」「行気」の効能を持つ食品を積極的に摂取することが有効な養生となります。

瘀血質の特徴	イライラしやすい 手足が冷える 青あざができやすい 生理痛、生理不順 睡眠障害 正常か痩せ傾向
瘀血質の肌の特徴	肌が浅黒くざらついている 乾燥肌 くすみやすい 目の周囲にくまができやすい しみができやすい
瘀血質の生理の傾向	経血の量が多い 経血の色が黒っぽい 経血の質が粘稠 経血に血の塊が混じる 生理不順で遅れる傾向 生理痛がある
瘀血質に起こりやすい肌のトラブル	目の周囲のくま、くすみ、しみ、肌のざらつき、乾燥肌、毛細血管が浮き出る、唇や歯茎の色が青紫色、にきび・吹き出物
食養生	まぐろ、かつお、いわし、豆類、もやし、豆腐、トマト、なす、ねぎ、玉ねぎ、にら、にんにく、ほうれん草、うこん茶、ローズティー
選穴例	気海、腎兪、太衝、三陰交、血海、外関、合谷

✳ 痰湿質

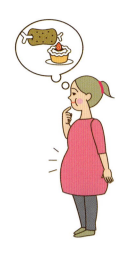

　体の中で停滞した過剰な水分を「痰湿」と呼びます。東洋医学では、体内に蓄積された過剰な脂肪も、不要な水であり、痰湿とみなされています。脂っぽいもの、味の濃いもの、甘いもの、生もの、アルコールなどは「湿」を多く含む飲食物であり、このような食品を摂り続けると、体内に「痰質」を溜め込みやすくなります。

　体全体や手足のだるさ、むくみ、下痢などの症状があらわれ、肥満の原因にもなります。痰湿は様々な成人病の原因になりますが、美容面では特に肥満の原因もしくは肥満の実体です。また、脂質肌でにきびや吹き出物、顔のむくみなどの原因にもなります。

　このように、痰湿質は、痰湿が体内のどこかで滞ってしまっている体質であることから、痰湿質からより健康な状態へと体質の改善をはかるためには、「祛痰」（痰を取り除く）「利湿」（過剰な水分を排泄する）を行うことが基本原則となり、祛痰と利湿に有効な施術や行為を行うことが適切な養生法となります。

　また、東洋医学では、五臓の中で水の代謝に深く関与しているのは「肺」「脾」「腎」であるとされています。そのため、何らかの原因により、これらの臓腑の機能が低下すると、体内に痰湿を溜め込みやすい状態となるため、このような場合には、鍼灸では、低下している臓腑の機能を改善させることを方針とした施術を継続的に行うことが有効です。

　また、冷えは水分の代謝を阻害する原因となり、灸は体を温める作用に優れていることから、灸を用いた養生を日常的に行うことも有効な養生法となります。また、「祛痰」「利湿」の効能を持つ食品を積極的に摂取することで、冷えやすい体を温め、体内に停滞している痰湿を排泄していくことができます。

痰湿質の特徴	体や手足が重だるい むくみやすい いつも眠い 口が粘る 軟便傾向 肥満傾向
痰湿質の肌の特徴	顔色が黄色っぽい 脂性肌 肌がむくみやすい 目の周囲にくまができやすい 吹き出物ができやすい
痰湿質の生理の傾向	経血の量は正常 経血の色は正常 生理周期は正常 生理前にむくむ おりものが多い
痰湿質に起こりやすい肌のトラブル	くすみ、くま、むくみ、脂性肌、にきび・吹き出物、眼瞼浮腫
食養生	豆類、もやし、豆腐、冬瓜、大根、白菜、セロリ、きゅうり、昆布（海藻類）、緑茶、ジャスミンティー
灸法の選穴例	陰陵泉、足三里、腎兪、豊隆、水分、関元、脾兪谷

湿熱質

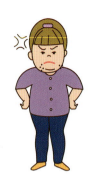

　湿熱とは、痰湿に熱が加わった状態です。痰湿は体のなかで長期間停滞していると熱を持つ傾向があり、湿熱となります。また、甘いものや脂肪が多いもの、味の濃いもの、アルコール類などは、性質が熱性で「湿」を多く含んでいるため、これらのものを多く摂取することによっても、体内で湿熱を鬱積させる原因となります。

　湿熱質の人は、冷たい飲み物を欲する、口臭、口の渇き、便秘などの熱証の症状を伴い、また、熱と結びついた「湿熱」は、顔に昇りやすいため吹き出物などの原因にもなります。

　このように、湿熱質は、痰湿と熱が体内に鬱積してしまっている体質であることから、湿熱質からより健康な状態へと体質の改善をはかるためには、「清熱」（熱をさます）、「利湿」（過剰な水分を排泄する）を行うことが基本原則となり、清熱と利湿に有効な施術や行為を行うことが適切な養生法となります。

　湿熱質は体質が熱性のため、お灸は適しません。生活習慣、食生活、運動などで体質改善することが要点です。

湿熱質の特徴	手足や体が重だるい 口や喉の渇く イライラしやすい 目が赤い 口臭 便秘傾向 肥満傾向
湿熱質の肌の特徴	赤ら顔 脂性肌 吹き出物ができやすい
湿熱質の生理の傾向	経血の量が多い 経血の色が濃い 経血の質が粘稠 生理周期が短い傾向
湿熱質に起こりやすい肌のトラブル	赤ら顔、脂性肌、にきび・吹き出物、しみ、くすみ、目が赤い
食養生	豆類、もやし、豆腐、冬瓜、大根、白菜、セロリ、トマト、きゅうり、昆布（海藻類）、緑茶、ジャスミンティー
選穴例	湿熱質は体質が熱性のため、灸法は適しません。生活習慣、食生活、運動などで体質改善をはかることが要点です。

第3部

＊理論編

Chapter 14
現代医学と美容医療

＊

執筆・西田 真
(聖心美容クリニック 広島・福岡院副院長)

老化とは何か

　病態を知ることは、解剖生理の理解を助けます。ここでは、老化現象を通して顔面部の解剖・生理を解説したいと思います。

　容貌の老化は、皺・しみといった皮膚の加齢変化以外の要素も大きいものです。平たく言うと「たるみ」と「へこみ」が主な要因であり、特に近年これらは、顔面の加齢に伴う脂肪組織や支持靭帯の解剖学的変化、および相互の関係性として解明されてきました。中顔面の老化を例にとって説明すると、図1の右顔面（向かって左側）は若々しい印象の顔貌を示していますが、涙袋にはりがあり、頬は綺麗な曲線（ogee line）を描いています。一方、左顔面は老化の徴候を示した容貌で、涙袋はぼやけて目袋のたるみと一体化し、下方には影くま、さらにはゴルゴ線と、深いへこみが形成されています。この不均一なたるみとへこみこそ、容貌老化の主因です。我々美容外科医がこれらの治療にあたる際、へこみの充填だけ、あるいはたるみの牽引だけでは不足とみます。へこみとたるみ、それぞれの要素にアプローチできてこそ、不自然さのない見た目のアンチエイジングが実現できるのです。

　解剖学的に見ていくと、容貌老化のメカニズムとしては図2の左顔面のように、皮膚は表面積が増大して弛緩する一方、脂肪組織は各コンパート

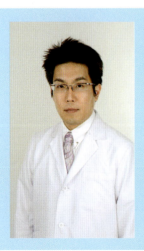

西田 真（にしだ まこと）
2000年、宮崎医科大学医学部医学科卒業後、同大学附属病院にて研修
2003年、久留米大学医学部形成外科入局
2005年、宗像水光会総合病院　形成外科医長
2007年、久留米大学医学部形成外科助教
2008年、いちだクリニック勤務
2010年より、聖心美容クリニック福岡院広島院副院長
・日本形成外科学会会員
・日本美容外科学会会員
・日本美容外科医師会会員
・日本美容外科学会専門医（JSAS）
・日本中医学会

2001年ごろより湿潤療法、2007年ごろより形成外科領域での漢方薬の活用など、患者さんに良いと思われることはいち早く貪欲に取り組んできた
2008年、北川先生の書籍に出会い、美容鍼灸の可能性に気付く。以後、ともに研究を進めている

メントが萎縮して下垂し、表情筋も萎縮して狭小化しトーヌスも不足します（一部は代償的に緊張、拘縮）。同時に、支持基盤たる顔面骨も萎縮していきます。しかしこれら軟組織が弛緩・下垂するからといってひたすら下方にたるみが流れるわけではなく、支持靭帯（retaining ligament）の位置によりくびれができ、目袋やゴルゴ線といった特徴的な加齢変化を呈します。

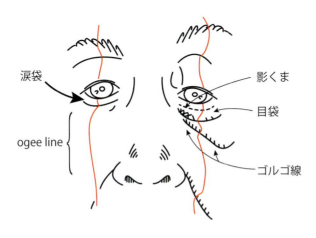

図1　中顔面の加齢変化

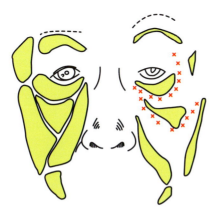

図2　加齢変化のメカニズム

・皮膚の弛緩
・脂肪の萎縮と下垂
・表情筋の萎縮と弛緩、部分的に拘縮
・顔面骨の萎縮

支持靭帯の位置により
溝（groove）の形が決まる

顔面部のアンチエイジングで考えるべき解剖生理

　顔面の組織別加齢変化を理解する上で、刺針という方法を用いる以上、特に層構造による立体関係の理解が不可欠です。皮膚を基準面として、脂肪、筋肉、骨と理解する層分類が一般的ですが、これは従来の解剖学書を参照ください。

　私は、美容鍼の重要なアプローチの1つは膜構造（筋膜）に対するものだと考えていますが、顔面の場合、表情筋を中心とした特殊な膜構造が存在します。そのため、表情筋の立体構造をまず理解し、水平方向の膜様連続と、各層構造を垂直方向に繋ぎ止める支持靱帯の構造を理解していきたいと思います。なお、これらの構造の間を埋めるように脂肪組織は存在しており、前掲の図2で示したように脂肪を各コンパートメントとして理解すると、老化した顔貌の奥に脂肪組織が透けてイメージできるようになります。

　これら各構造の加齢変化が複合し、表面化すると図3のようになります。容貌老化の機序が異なるため、上顔面と中・下顔面を分けて考えることは有用です。

　上顔面の加齢変化は、大なり小なり加齢性眼瞼下垂が関わってきます。加齢性眼瞼下垂とは、上まぶたの皮膚余剰と、眼瞼挙上機能不全との合算

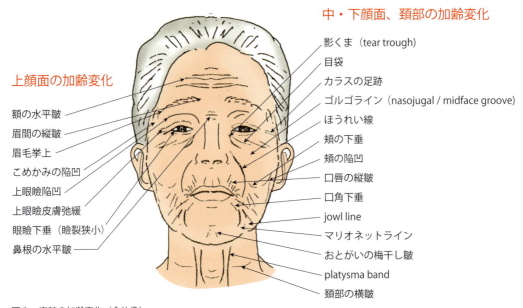

図3　容貌の加齢変化（全体像）

です。眼瞼が下垂することにより、視野を確保する目的で前頭筋が不随意的に収縮し、眉毛の挙上や前額の横皺をもたらします。見方を変えれば、眼瞼挙筋はインナーマッスルであり、これが機能低下するとアウターマッスルたる表情筋の代償運動が生じやすくなると判断されます。

ただし眉毛は老化により下垂する場合もあります。前頭部皮膚弛緩や眼瞼周囲の筋収縮に伴い、「ハの字眉」となります。鄒眉筋の作用により、眉毛は内側に寄り、眉間の縦皺をつくります。

中・下顔面の加齢変化として、CT、MRIなどの画像上では、大頬骨筋、小頬骨筋、眼輪筋などの表情筋の萎縮、頬骨部脂肪体の萎縮と下垂、眼窩脂肪の突出（偽ヘルニア）などが観察されます。前項で示したような、これら各構成要素の弛緩・萎縮・下垂による「へこみ」と「たるみ」の複合が、中・下顔面の加齢変化を特徴づけます。特に脂肪の各コンパートメントの萎縮と下垂が変化量の主体であり、表情筋と支持靱帯の皮膚付着部の位置によりどこがへこみ、溝になるかといった加齢変化の「個性」が方向付けられます。

例えば下顔面では、頬部の皮膚と脂肪が下垂するものの、口角下制筋と支持靱帯でたるみがせき止められマリオネットラインとjowl lineが形成されます。その結果、外見上はブルドッグの頬様形態を呈するようになります。上顔面の老化では、インナーマッスル（眼瞼挙筋）の機能低下と、アウターマッスル（表情筋）の代償の関係を考えましたが、同様に考えると、下顔面の表情筋のインナーマッスルは舌にあたると言えます。舌筋の機能低下は舌位を下げ、また嚥下の巧緻性を損ないます。その結果、アウターマッスルたる表情筋が代償し、口角が下がりおとがいの梅干し皺が生じやすくなります。

次項より、特に美容鍼と関わりの深い構造、皮膚、表情筋、SMAS、支持靱帯について論を進めます。

皮膚の老化と美容医療

皮膚とは、骨・筋・脂肪・内臓などの内部構造を、できるだけ小さな表面積に収容し、結果として容姿を整える臓器です。顔面においては、細やかな動き（表情）に追従する柔軟性が特に必要とされます。つまり皮膚という臓器の性能は、最小面積（輪郭）に最大の柔軟性をもたせる生体の仕組みとして理解する必要があります。この機構のゆるやかな崩壊が皮膚の見た目の老化の一側面とも言えるからです。

表皮は丈夫なバリアですが、表面積を皮溝と皮丘とに立体化し、収納・

備蓄することで柔軟性を確保しています。最外層は死んだ細胞であり、この硬い角層は順繰りにターンオーバーされています。表皮を裏打ちする真皮は、膠原線維の網状構造を、弾性線維が要所要所繋ぎとめ、間に潤滑材としての細胞間基質をいれた構造となっており、弾力性を発揮します。

若年の皮膚においては表情に追従する弾力と柔軟性を持っていますが、加齢、紫外線曝露により皮膚のエラスチンが変性しコラーゲンが減少するため、柔軟性の低下と菲薄化が起きます。つまり、老化した皮膚とは「最小面積から伸ばされたまま戻らずにたるみ、柔軟性を欠いてごわごわと硬化した状態」と言えます。

表皮のターンオーバーの乱れは、紫外線やストレス、睡眠不足、血行不良や炎症といった原因によって引き起こされ、特に美容医療の現場では、間違った（過剰な）スキンケアにより増悪している例を多くみます。20代には28日程度であったターンオーバー周期も、30代で40日、40代で55日、50代で75日、60代で100日と次第に遅延し、肌のくすみなどの原因となります。

これら皮膚の老化に対し美容医療では、ターンオーバーの正常化、皺の予防や改善、たるみの引き締めなどにつきアプローチします（メラニン異常としみとりについては本稿では触れません）。ターンオーバーの正常化については、酸を塗布することで蓄積した角質を溶解除去するケミカルピーリング、ターンオーバー亢進作用に期待してレチノイド塗布などを行います。皺に対してはボトックス注射により表情皺を予防・軽減させる一方、ヒトコラーゲン製剤を皺に局注して陥凹を埋める方法も即効性があって良い方法です。たるみの改善については、皮膚のタイトニング・引き締めを目的とする方法と、下垂組織を上方に牽引する方法（別項にて述べます）とがあります。タイトニングの目的では、熱エネルギーを与える目的でレーザーやラジオ波などを照射します。

また近年では特に、創傷治癒に関わる生体反応を惹起させることで組織再生を図る治療法が盛んとなりました。1つは、長さ1mm前後の顕微針を密生させたローラーを皮膚面上で転がすことで無数の刺創を設け、微細な出血を起こすことで自家血小板からの成長因子放出を狙うmicroneedlingです（図4）。

誘導される成長因子・サイトカインのほとんどは1〜2日で減衰するものが多いのですが、組織の再構築にかかわるTGF-β3は注入後2週間ほどでゆっくり減衰するため、治療間隔を1週間とすると、加算効果が期待できます。一時的とはいえ皮膚のバリア機能が物理的に破られるため、ビタミンAやCなど薬剤の塗布、導入にも適しています。

もう1つは、採血によって得られた全血を遠心分離することで血小板を濃縮（末梢血の4〜7倍程度）し、局注に用いる「自己多血小板血漿

（autologous platelet-rich plasma；以下、PRP）」療法です。PRPより放出された成長因子やサイトカインは、細胞レベルの修復・再生機転を起動し、その後およそ半年にわたってゆるやかな改善効果が続きます（次頁図5）。その結果、皮膚のちりめん皺や軽度のたるみに一定の効果を上げています。

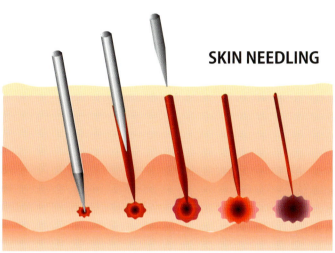

図4　microneedling 概念図

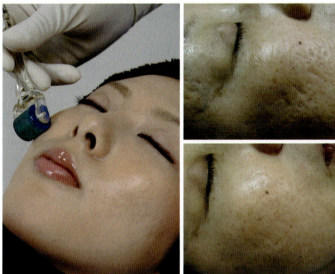

microneedling 施術写真

microneedling ＆ レチノール外用の、施術前・後の写真（聖心美容クリニック症例）

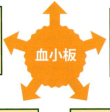

図5　血小板の放出する成長因子

表情筋の老化と美容医療

　主要な表情筋の位置などは195頁の図8、起始停止などの詳細については解剖学アトラスなど成書を参照いただきたいと思います。ここではさらに踏み込んで、表情筋の立体構造の考え方、表情筋の発生と老化の病態生理をふまえた治療の考え方について示唆してみたいと思います。

　多層に重なり合う表情筋を立体的に理解するには、口裂を基本とする表情筋の層分類が有用です。

　最も深い層、口裂を形成する筋群を基本の第一層とみます。口輪筋の層です。その上に重なるのが、上顎骨や下顎骨から口部に集まってくる口唇牽引筋の第二層。第三層が、顔面をシート状に覆う筋肉、眼輪筋と広頸筋の存在する層です。最も浅い第4層には、皮膚直下筋が存在します。

　なお、大頬骨筋などは停止に際しいくつかの層に分散して停止する多層停止性をもち、しかもバリエーションに富んでいますが、口裂形成への関与を基準に考えることで上記の分類が成り立ちます。

　表情筋の発生においては、頸部の筋が顔部へ上昇してくるかたちで分布するため、顔面中央部には骨への付着部を得ることができますが、側面では咀嚼筋群が既に存在するため側頭筋や咬筋の筋膜に付着することになります。この付着が強固であるかどうかということは、加齢による容貌変化

に影響を与えている可能性があります。

　特に、眼輪筋辺縁部（malaris muscle[Henle]）は、中顔面の容貌変化を特徴づける重要な脂肪体であるmalar fat padに接し、これを一部支えています。内側の筋束は、骨・腱・筋に比較的強固に結合していますが、外側の筋束は浅側頭筋膜にゆるく付着しています（図6）。このことは、中下顔面のたるみが外側上方から内側下方にむけ下垂してくることにおそらく関係しています。形態・出現頻度にバリエーションが大きく、よく発達した人では頬高の若々しい顔貌が比較的保たれますが、ほとんど発達が見られない人の場合、若くしてほうれい線に被さるたるみの目立つ老け込んだ顔貌となるようです。このようにmalaris muscleは、中顔面老化の個人差に関与している可能性があります。

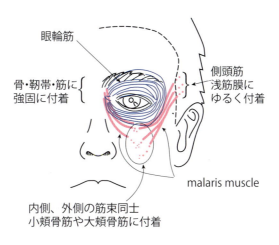

図6　malaris muscle の解剖

　表情筋に由来する老化現象として、これら表情筋の収縮や拘縮により生じる動的または静的な皺、および口角の位置変化があります。

　臨床的に問題となる皺と表情筋との対応関係ですが、額の水平皺は前頭筋の収縮により生じます。眉間の縦皺は皺眉筋、鼻根の水平皺は鼻根筋、カラスの足跡は眼輪筋により生じます。口唇の縦皺は口輪筋により生じます。頚部の縦皺（platysma band）は広頚筋によるものです。若年時には皮膚の弾力性があるため動的な皺のみであったものが、加齢に伴いこれらの皺は固定化し、高齢者になると深在化します。

　また、抗重力筋の機能低下と、隣接表情筋の代償運動は、特有の老人用顔貌・表情を呈する原因となります。特に、口裂を全周にわたって形成する口輪筋は骨への付着がなく、口角には表情筋停止の集束点（modiolus）が形成されているため、相対的優位な下制筋群の収縮と拘縮により口角は下

がり、老人様顔貌となります。

　一方、たるみは筋の拘縮によってその表面の皮膚皮下組織のたわみが強調されたものと、抗重力筋の筋力低下により脂肪を支えきれなくなって生じるものがあります。後者は特に、第3層のシート状筋肉、すなわち眼輪筋と広頚筋の伸張とたるみが、臨床的に問題となりやすいです。表情筋全体を、引き上げる作用の抗重力筋ゾーン、引き下げる作用の下制筋ゾーンと分けてとらえることは、トーヌスを調整する治療法（ボトックスや美容鍼）を選択する上で参考になります（図7）。

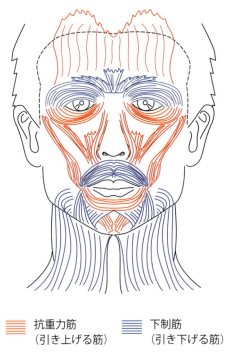

≡ 抗重力筋　　≡ 下制筋
　（引き上げる筋）　（引き下げる筋）

図7　引き上げる筋と引き下げる筋

筋膜（SMAS）の老化と美容医療

　胎児期から新生児期にかけ、表情筋はまだそれぞれの筋に分化していない一枚の膜様筋組織です。その後、表情の獲得につれ、既知のかたちに表情筋の分化が進み、取り残された部分では線維性の膜が残ります。この表情筋同士をつなぐ線維性の連続が浅筋膜であり、顔面、頚部、頭部に広く

分布しています。

　部位によって厚みが異なり、特に耳前部に存在する厚くしっかりした浅筋膜をSMAS（superficial musculoaponeurotic system）と呼び、顔面頚部の皺とり手術（face and neck lift）の際には最も重要な組織の1つとされています（図8）。

　SMASは眼輪筋、広頚筋とも連続したシート構造であり、尾側は浅頚筋膜、頭側は側頭頭頂筋膜（temporo-parietal fascia）、さらに頭皮は帽状腱膜に連続しています。SMASは前方では薄く不明瞭となります。SMASの下層には耳下腺咬筋筋膜（parotid-masseteric fascia）があり、顔面神経がこの直下を走行しています。

　SMASを含めた顔面の浅筋膜と深筋膜は、頬骨弓、耳下腺部、咬筋前縁部で線維性に固定されています。耳前部では皮下4～5mmほどの深さに存在し、そのため高密度焦点式超音波（HIFU）によるたるみ治療においても、熱エネルギーが皮下4.5mmに作用するよう調整されています。フェイスリフト手術では、SMASを引き上げることで、ほうれい線下部～フェイスライン～頚部にかけての吊り上げ効果が維持できます。

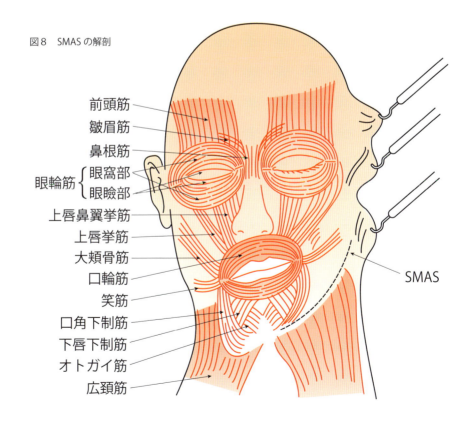

図8　SMASの解剖

靭帯の老化と美容医療

　顔面には、皮膚と深部組織をつなぎとめる支持靭帯（retaining ligament）が存在します。支持靭帯には、骨膜と真皮をつなぐ骨皮膚支持靭帯（osteocutaneous ligament）と、浅および深筋膜間を癒着させる靭帯の2種類があります。前者には頬骨靭帯（zygomatic ligament）や下顎靭帯（mandibular ligament）があり、後者には耳下腺皮膚靭帯や咬筋皮膚靭帯が含まれます（図9）。

　皮膚がゆるみ、脂肪の萎縮と下垂が生じると、深部組織に固定された靭帯に皮膚が引っ張られ、皮膚に陥凹が生じます。眼窩縁と頬部皮膚との間に存在する眼窩支持靭帯（orbital retaining ligament）は、頬骨脂肪体が下垂することで靭帯部分が牽引され、眼頬溝や目袋を生じます。下顎部に存在する下顎靭帯は、マリオネットラインやjowl lineの発生に関与します。

　ひと昔前は、ヒアルロン酸注入療法というと皺やくぼみにヒアルロン酸を局注、充填効果を狙うものが主体でしたが、近年では、支持靭帯の骨への付着部に局注し、靭帯の立ち上がりを強化してリフト効果を狙う方法が台頭してきました（図10）。

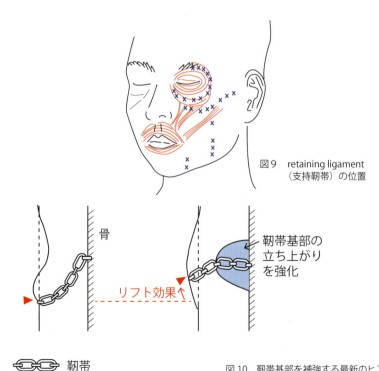

図9　retaining ligament（支持靭帯）の位置

図10　靭帯基部を補強する最新のヒアルロン酸注入法

美容外科医の考える、鍼灸とのコラボレーション

　ここのところ10年ほどの美容医療の進化はめざましく、ヒアルロン酸注射1つ例にとってみても、従来の皮下注射だけの皺とり治療から、ボリューム回復や輪郭形成といった治療へと美容医療のパラダイムシフトが起きつつあります。このことは特に、臨床解剖学の新しい知見や解釈が加えられたことの意味が大きいと言えます。支持靭帯の意味やボリュームロスの解析などその一端に触れてきましたが、私は美容鍼灸の新たな一手もこれら解剖学的理解の上に可能性が広がっていると考えています。

　また、成長因子や幹細胞のはたらきに注目し、自己の創傷治癒能力を賦活して治療に用いるいわゆる再生医療も、すでに美容領域で大きな潮流をつくっています。美容鍼においても、特に刺針数が多い北川方式はskin-needlingの要素があると言えますし、無数に穿たれた微細な鍼穴の周囲では凝集した血小板が自己由来成長因子を放出して、小さな再生医療の場ができていると考えられます。

　表情筋にまつわる老化現象に関して、美容医療の現場では、表情筋収縮による表情皺治療としてボツリヌストキシン注射が行われてきました。効果的かつ半年ほど持続する良い方法ではあるのですが、消費者の食わず嫌い意識が比較的強い治療法でもあります。効きすぎの不自然な「ボトックス顔」のイメージが嫌だというのです。また表情皺以外の治療法、例えば表情筋そのものの老化や、その結果引き起こされる異常共同運動という側面からのアプローチは存在しませんでした。

　これらのことには、美容鍼灸に大きなアドバンテージがあります。筋のトーヌスを調整し、拘縮を和らげるということはもともと鍼灸の得意分野であり、しかも効果がマイルドなため、傍目にもわかる表情の違和感といった副作用は起こりようはずもありません。もちろん経皮的に創傷治癒機転を賦活して局所の抗加齢ニーズにも応え得るため、このような方法は鍼をおいて他にありません。また、瀉法・補法といった調節が表情筋に対しても可能となれば、単なる拘縮解除ではなく、表情筋のチューニングといった考え方で治療精度が向上する可能性が考えられます。欲を言えば持続期間がもっと長ければと思いますが、治療が定期的・頻回になることは、skin-needlingの観点からは有利とも言えます。

　ただし、元の構造が崩れたものは、鍼刺激やエクササイズなどでの機能補正では不充分です。極端に言えば、皮膚・皮下脂肪・SMAS・表情筋全層がたるんだ場合、手術的治療のよい適応です。筋だけの障害であっても、構造の破壊が生じていれば何らかの外科的修復が必要です。例えば眼

瞼下垂症の場合、眼瞼挙筋腱膜の外れという構造破壊が起きていると、鍼刺激で一時的に代償（ミュラー筋の収縮などによる開瞼量の改善）を調整できたにしても、すぐもとに戻ってしまいます。しかし眼瞼下垂症に随伴する諸問題、たとえば代償に動員された前頭筋などの拘縮解除、肩こりや交感神経緊張の改善には本領を発揮するでしょう。

　このように、外科的手法も用いる美容外科医師（ただし東洋医学への理解も併せ持った医師、ですが）と、定期的に美容と健康を管理する鍼灸師が一つ屋根の下に補完しあってチームを組むことは、なにより利用者の益になると思われます。美容目的であれば自費診療となりますが、必要に応じて漢方薬の処方や外用剤の塗布などが随時可能となることは大きな利点です。

　利用してくださる方々が美容を入り口として養生に目覚め、健康に基づく自然美を理解し追求してくださるようになれば、おのずと「治未病」の実践となることでしょう。この理想の実現への努力こそ、美容というその「入り口」を司ると決めた私たちの、社会的使命と言えるのではないでしょうか。

参考文献
- 大慈弥裕之：容貌老化のメカニズム. 日本抗加齢医学会雑誌vol.10 No.6：877-884,2014
- 奥田逸子：顔面加齢の画像解剖学的検討. 臨床解剖研究会記録. No.12,2012
- 今山修平：シワー小ジワ・大ジワ・日焼シワの組織学ー. 形成外科. 59(11):1166~1172,2016
- 柏谷元：顔面の層構造. 臨床解剖研究会記録. No.14:16~17,2014
- Jacpues A.Zufferey:Is the malaris muscle the anti-aging missing link of the midface? Eur J Plast Surg. 36(6):345-352,2013
- 大竹尚之：フェイスリフトに必要な顔面解剖学. PEPARS. No.8:1~4,2006

ほか

第4部

資料編

Chapter 15
頭顔面部の主要経穴

頭顔面部の経穴

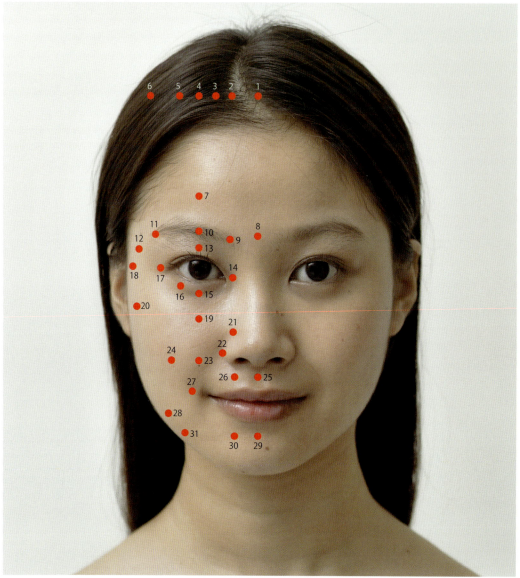

1.	**神庭**（しんてい） ………… P.239	13.	**上明**（じょうめい） ………… P.245
2.	**眉衝**（びしょう） ………… P.215	14.	**睛明**（せいめい） ………… P.213
3.	**曲差**（きょくさ） ………… P.216	15.	**承泣**（しょうきゅう） ………… P.203
4.	**頭臨泣**（あたまりんきゅう）… P.234	16.	**球後**（きゅうご） ………… P.247
5.	**本神**（ほんじん） ………… P.232	17.	**瞳子髎**（どうしりょう） ………… P.224
6.	**頭維**（ずい） ………… P.210	18.	**上関**（じょうかん） ………… P.226
7.	**陽白**（ようはく） ………… P.233	19.	**四白**（しはく） ………… P.204
8.	**印堂**（いんどう） ………… P.243	20.	**下関**（げかん） ………… P.209
9.	**攅竹**（さんちく） ………… P.214	21.	**上迎香**（じょうげいこう） ………… P.248
10.	**魚腰**（ぎょよう） ………… P.244	22.	**迎香**（げいこう） ………… P.202
11.	**絲竹空**（しちくくう） ………… P.223	23.	**巨髎**（こりょう） ………… P.205
12.	**太陽**（たいよう） ………… P.246	24.	**顴髎**（けんりょう） ………… P.211

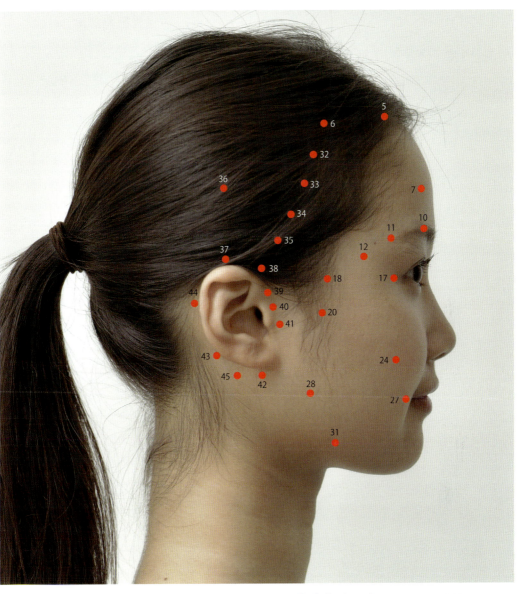

25.	水溝（すいこう）……………… P.240		37.	角孫（かくそん）……………… P.220
26.	禾髎（かりょう）		38.	和髎（わりょう）……………… P.222
27.	地倉（ちそう）………………… P.206		39.	耳門（じもん）………………… P.221
28.	頬車（きょうしゃ）…………… P.208		40.	聴宮（ちょうきゅう）………… P.212
29.	承漿（しょうしょう）………… P.241		41.	聴会（ちょうえ）……………… P.225
30.	侠承漿（きょうしょうしょう） P.249		42.	翳風（えいふう）……………… P.217
31.	大迎（だいげい）……………… P.207		43.	瘈脈（けいみゃく）…………… P.218
32.	頷厭（がんえん）……………… P.227		44.	顱息（ろそく）………………… P.219
33.	懸顱（けんろ）………………… P.228		45.	翳明（えいめい）……………… P.250
34.	懸釐（けんり）………………… P.229			
35.	曲鬢（きょくびん）…………… P.230		※ 本項の経穴詳解では、一部この見開きに無い経穴も収録しています。	
36.	率谷（そっこく）……………… P.231		※ 本項の経穴詳解の［解剖］項目のアルファベットは、以下を意味します。	
			M：筋肉　　MN：運動神経　　SN：知覚神経　　BV：血管	

手陽明大腸経

LI20 迎香 げいこう Yíngxiāng

● 作用
熱を清し風邪を去る（清熱散風）、鼻を通す（宣通鼻竅）

● 主治
鼻炎、鼻閉、顔面痙攣、顔面神経麻痺

● 位置
鼻翼外縁の中央の外方で鼻唇溝上にある

● 取穴法
鼻孔の外5分、鼻唇溝上に取る

美容の効用

顔面浮腫、顔面痒み、口や眼の歪み、にきび・吹き出物、皮膚を潤沢にする作用があり、顔面部の皮膚の乾燥、皺の改善に用いられる

● 解剖
M ：上唇鼻翼挙筋、上唇挙筋、小頬骨筋
MN：顔面神経
SN：上顎神経
BV：眼角動脈、眼窩下動脈の分枝

● 刺針法
鼻に向けて斜刺で0.3寸

経穴名の由来

「迎香」とは、文字通り「香（かおり）を迎える」という意味である。大腸は肺と表裏の関係にあり、肺は鼻に開竅するため、鼻孔の傍に位置して手陽明大腸経に所属する本穴には宣通鼻竅の効能がある。したがって、ここに刺針すると鼻のつまりを治して嗅覚を改善することから、本穴は「迎香」と名付けられた。

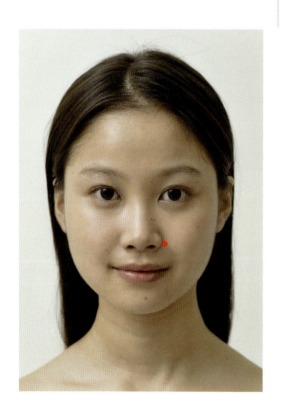
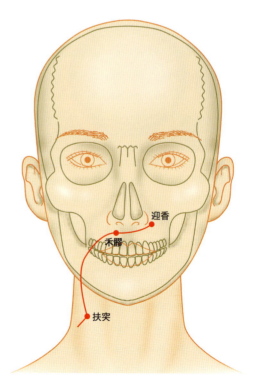

足陽明胃経

ST1
承泣　しょうきゅう　Chéngqì

●作用
風邪を去り熱を清する。眼を明るくし、皺を除く（散風泄火、明目除皺）

●主治
視力低下、ドライアイ、眼瞼痙攣、眼の充血・腫脹・疼痛・搔痒感、ドライアイ、迎風流涙、顔面神経麻痺、三叉神経痛

●位置
眼球と眼窩下縁の間、瞳孔線上

●取穴法
まっすぐ前を見たときの瞳孔の直下で、眼球と眼窩下縁の間に取る

美容の効用
口や眼の歪み、眼瞼浮腫、眼周部のくま・たるみ・皺

●解剖
M　：眼輪筋、下直筋、下斜筋
MN：顔面神経
SN：上顎神経（眼窩下神経の分枝）
BV：眼窩下動脈の分枝

●刺針法
眼窩下縁に沿って直刺で 0.3〜0.7 寸

経穴名の由来
「承」は「受ける」、「泣」は「泣く」という意味である。本穴は人が泣いた時に流れる涙を受ける部位に位置することから「承泣」と名付けられた。

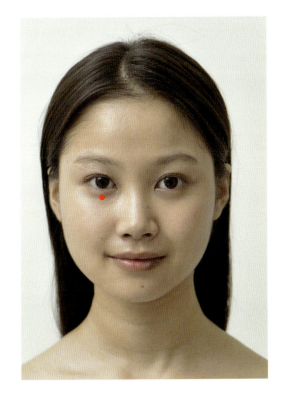
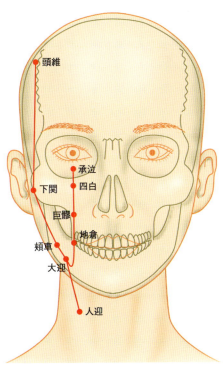

足陽明胃経

ST2
四白 しはく Sìbái

● 作用
眼を明るくし風邪を去る（明目祛風）

● 主治
目の充血・腫脹・疼痛、ドライアイ、眼瞼痙攣、顔面神経麻痺、三叉神経痛、口や眼の歪み、頭痛

● 位置
眼窩下孔部

● 取穴法
まっすぐ前を見たときの瞳孔の直下で、眼窩下縁の下方にある眼窩下孔の陥凹部に取る。瞳孔の直下を指腹にやや圧をかけて触診すると、眼窩下孔の陥凹を感じることができる。この陥凹部の中心を指腹で圧迫すると、ずんと響くような独特の感覚が生じるので、正確にその部位で取穴する

美容の効用

眼の周囲のくま、顔面浮腫、中老年の下瞼の浮腫、にきび・吹き出物、皮膚を潤沢にして皺を改善する。眼瞼の張力を向上させる

● 解剖
M ：眼輪筋、上唇挙筋
MN：顔面神経
SN：上顎神経の一枝（眼窩下神経）
BV：眼窩下動脈

● 刺針法
直刺で0.2〜0.3寸、斜刺で0.3〜0.5寸

経穴名の由来

「四」は「四方」、「白」は「明るい」という意味である。ここに刺針すると視力が回復し、四方が明るく見えることから、本穴は「四白」と名付けられた。

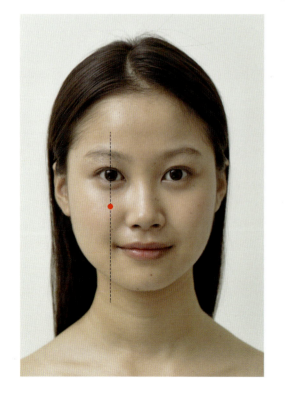

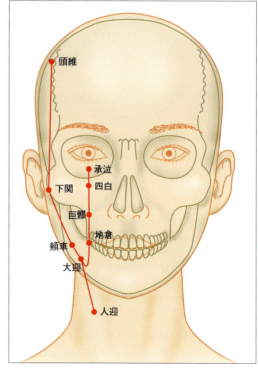

足陽明胃経

ST3
巨髎 こりょう Jùliáo

● 作用
風邪を去り経絡の流れを活発にする（散風活絡）

● 主治
眼瞼痙攣、鼻閉、鼻出血、顎関節症、歯痛

● 位置
まっすぐ前を見たときの瞳孔の直下で、鼻翼下縁と水平のところ

● 取穴法
まっすぐ前を見たときの瞳孔から垂直に線を下ろし、この線と鼻翼の下縁の水平線の交点に取る

美容の効用

頬部の浮腫・にきび・吹き出物、口や眼の歪み、頬部にはりを与えたるみを改善する

● 解剖
M ：小頬骨筋、上唇挙筋、口角挙筋
MN：顔面神経の頬骨枝
SN：上顎神経（眼窩下神経の分枝）
BV：眼窩下動脈、顔面動脈の枝

● 刺針法
直刺で0.3～0.4寸、斜刺で0.3～0.5寸

経穴名の由来

「巨」は「大きい」、「髎」は「骨の陥凹部」という意味である。本穴は頬骨の骨際の陥凹の大きな部位に位置することから「巨髎」と名付けられた。

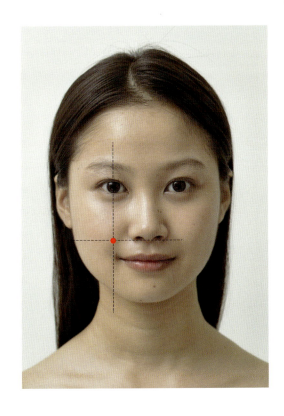

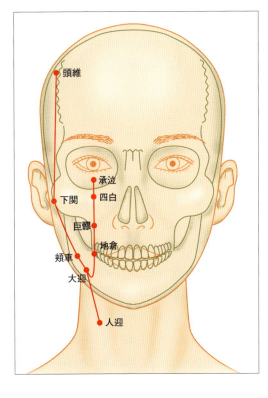

足陽明胃経

✳ ST4
地倉 ちそう Dìcāng

● 作用
風邪を去り気をよく巡らせる（疏風行気）

● 主治
口角の歪み、眼瞼痙攣、口瘡

● 位置
口角の外方で鼻唇溝の延長線上にある

● 取穴法
口角から水平に線を延ばし、この線と鼻唇溝の延長線上の交点に取る

美容の効用

口角のたるみ、ほうれい線と口角の皺の改善、頬部の腫脹、にきび・吹き出物

● 解剖
M ：口輪筋、頬筋、口角下制御筋
MN：顔面神経
SN：上顎神経（眼窩下神経の分枝）、
　　下顎神経（頬神経）
BV：顔面動脈

● 刺針法
直刺で0.2寸、頬車の方向に横刺で0.5～1寸

経穴名の由来

「地」は「下部」、「倉」は「貯蔵するところ」という意味であり、「地倉」は「口」を意味している。本穴は口の傍に位置することから「地倉」と名付けられた。

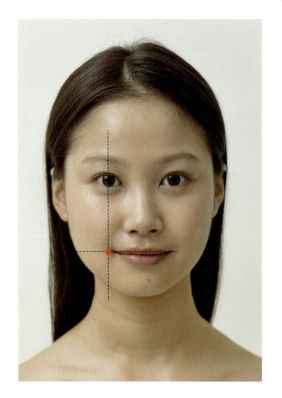

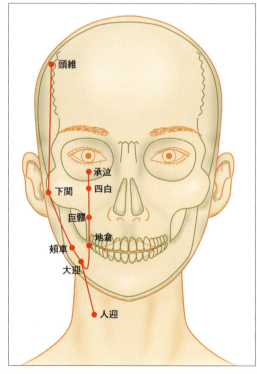

足陽明胃経

ST5
大迎 だいげい Dàyíng

● 作用
風・寒の邪を去る。熱を清し解毒する（疏風散寒、清熱解毒）

● 主治
顎関節症

● 位置
下顎角の前方、咬筋付着部の前方陥凹部、顔面動脈上

● 取穴法
口を閉じて膨らませた時、下顎骨の辺縁にできる溝の形をした陥凹部で、動脈拍動部に取る

美容の効用
口角の歪み、頬部の浮腫、フェイスラインのたるみ・口周辺の皺の改善、清熱解毒の効能があり、にきび・吹き出物に用いられる

● 解剖
M ：広頚筋、口角下制筋、咬筋（前縁）
MN：下顎神経（咬筋神経）
SN：下顎神経（頬神経）
BV：顔面動脈、顔面静脈

● 刺針法
直刺で0.3寸

経穴名の由来
「大迎」は「下顎骨」を意味しており、本穴は下顎骨の上に位置していることから「大迎」と名付けられたとされる。また、「迎」には「気血旺盛」という意味があり、本穴が所属する手陽明経は多気多血の経絡であり、本穴が動脈（顔面動脈）の拍動部に位置していることから「大迎」と名付けられたという説もある。

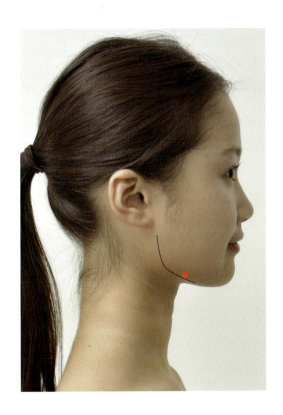

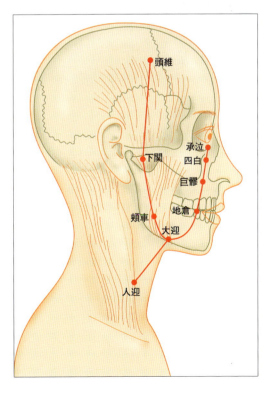

第4部 資料編 ＊Chapter 15 頭顔面部の主要経穴

足陽明胃経

ST6
頬車 きょうしゃ Jiáchē

●作用
風邪を去り熱を清す（疏風清熱）

●主治
顎関節症、歯痛、顔面痙攣、顔面神経麻痺、流行性耳下腺炎、頚項部のこわばりと痛み

●位置
下顎角の前上方1横指（中指）

●取穴法
下顎角の前上方1横指（中指）のところで、力を入れて歯を噛み合せると筋肉が盛り上がり、口をあけると凹むところに取る

美容の効用

口や眼の歪み、フェイスラインのたるみ、頬部の浮腫・にきび・吹き出物、頬部の皮膚を柔軟にしてはりを与える

●解剖
M ：咬筋
MN：下顎神経（咬筋神経）
SN：下顎神経（頬神経）、大耳介神経
BV：浅側頭動脈

●刺針法
直刺で0.3〜0.4寸。大迎、地倉に向けて斜刺で0.7〜0.9寸

経穴名の由来

「頬」は顔面の「頬部」を意味し、古代、頬部にある下顎骨は「頬部骨」と呼ばれていた。本穴は下顎骨の上に位置するため「頬車」と名付けられた。

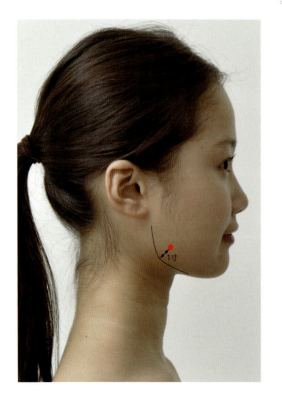

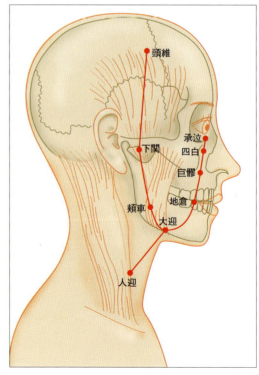

足陽明胃経

＊ST7
下関 げかん Xiàguān

●作用
風邪を去り熱を清す（疏風清熱）。口の開閉を正常にする

●主治
顎関節症、顔面神経麻痺、歯痛、耳鳴

●位置
頬骨弓の下縁中点と下顎切痕の間の陥凹部

●取穴法
耳珠の前方約1寸のところで、頬骨弓と頬骨切痕の間にできる陥凹部にある。示指や中指の指腹を用いて、頬骨弓の下縁を顴髎穴のあたりから耳の方向に向けて擦り、頬骨弓が最も高くなった位置に取穴する。口を開くと陥凹がなくなるため、必ず口を閉じて取る

美容の効用
口や眼の歪み、にきび・吹き出物、頬部にはりを与え、たるみと皺を改善する

●解剖
M ：咬筋、外側翼突筋
MN：下顎神経、顔面神経
SN：下顎神経
BV：顔面横動脈

●刺針法
直刺で0.2〜0.4寸

経穴名の由来
「下」は「下方」、「関」は「機関」（動く構造）という意味である。本穴は上顎骨と下顎骨の関節の下方に位置することから「下関」と名付けられた。

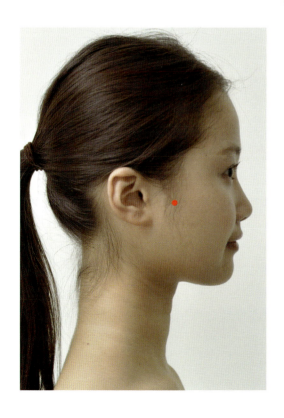
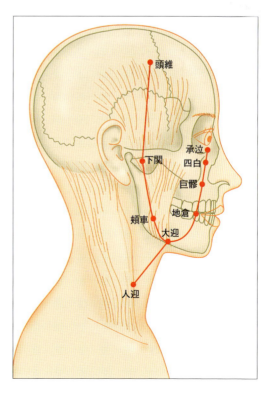

足陽明胃経

ST8
頭維 ずい Tóuwéi

●作用
風邪を去り熱を清す（疏風清熱）。眼を明るくし痛みを止める（止痛明目）

●主治
頭痛、片頭痛、めまい・眼の痛み、顔面神経麻痺面、眼瞼痙攣

●位置
額角髪際の直上0.5寸、前正中線の外方4.5寸

●取穴法
はじめに正中線上で前髪際の上0.5寸に神庭を取る。続いてまっすぐ前を見たときの瞳孔の直上で前髪際の上0.5寸に頭臨泣を取り、頭臨泣の外方で頭臨泣から神庭までの距離と同じところに頭維を取る

美容の効用

額部の皺・にきび・吹き出物、生髪の促進、白髪の予防

●解剖
M ：前頭筋
MN：顔面神経
SN：眼神経（眼窩上神経）、
　　上顎神経（頬骨神経の頬骨側頭枝）、
　　下顎神経（耳介側頭神経）
BV：浅側頭動脈

●刺針法
横刺で0.5〜1寸

経穴名の由来

「維」は「角」を意味し、本穴は額角の額角髪際に位置することから「頭維」と名付けられた。

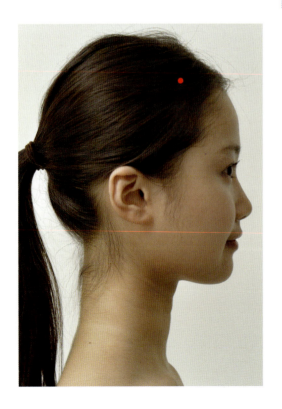

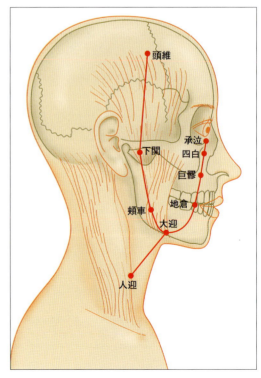

手太陽小腸経

＊SI18
顴髎 けんりょう Quánliáo

●作用
風邪を去り浮腫をなくす（散風消腫）

●主治
眼瞼痙攣、口や眼の歪み、顔面神経麻痺、歯痛

●位置
外眼角直下で頬骨下縁の陥凹部

●取穴法
外眼角から垂直に線を下ろし、この線と頬骨の下縁の水平線の交点に取る。迎香とほぼ同じ高さにある

美容の効用

頬部の浮腫、頬部にはりを与え、たるみと皺を改善する

●解剖
M ：大頬骨筋、咬筋（起始部）
MN：顔面神経
SN：上顎神経の一枝（眼窩下神経）
BV：顔面動脈の枝

●刺針法
直刺あるいはやや上方に向けて斜刺で0.3〜0.5寸

経穴名の由来

「顴」は「顴骨」すなわち「頬骨」を意味し、「髎」は「骨の陥凹部」という意味である。本穴は頬骨の骨際の陥凹部に位置することから「顴髎」と名付けられた。

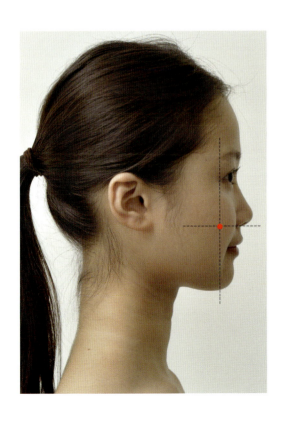
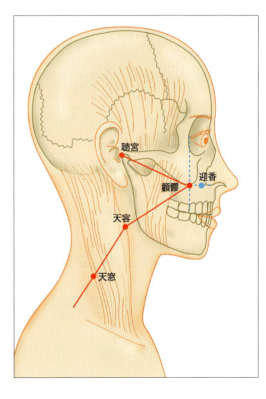

手太陽小腸経

✱ SI19
聴宮 ちょうきゅう Tīnggōng

●作用
経絡の通りを良くし血を巡らせる（通経活血）、耳の通りと聞こえを良くする（開竅聡耳）

●主治
耳鳴、顔面痙攣、下顎関節症、歯痛

●位置
耳珠中央の前、耳珠と顎関節の間で口を開けたときにできる陥凹部

●取穴法
口を軽く開けさせ、耳珠と顎関節後縁の間に現れる陥凹部に取る

美容の効用

顔面部の皺紋、頬部のたるみを改善する

●解剖
M　：―
MN：―
SN：下顎神経（耳介側頭神経）
BV：浅側頭動脈

●刺針法
直刺で0.5～1寸　口を開けさせた状態で刺針する

経穴名の由来

「聴」は「聴覚」、「宮」は「重要な場所」という意味である。本穴は刺針すると聴覚が改善する重要な経穴であることから「聴宮」と名付けられた。

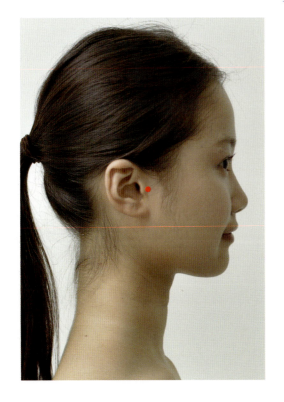

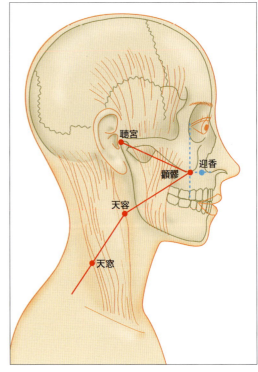

足太陽膀胱経

＊BL1
睛明 せいめい Jīngmíng

● 作用
風邪を去り眼を明るくする（明目、祛風）

● 主治
視力低下、ドライアイ、眼瞼痙攣、眼の充血・腫脹・疼痛・掻痒感など、眼科疾患一般に幅広く応用される

● 位置
内眼角の内上方と眼窩内側壁の間陥凹部

● 取穴法
内眼角の内上方と眼窩内側壁の間陥凹部に取る

美容の効用

瞼の浮腫、眼周部の皺、眼周部のくま、眼の下のたるみ

● 解剖
M　：内側眼瞼靱帯
MN：—
SN：眼神経（滑車上神経、滑車下神経）
BV：眼角動脈

● 刺針法
眼窩内縁に沿って0.3〜0.5寸　ゆっくりと刺針する

経穴名の由来

「睛」は「目」という意味で、「睛明」とは文字通り「目が明るい」という意味である。ここに刺針すると視力がはっきりし、様々な目の疾患を治療することから、本穴は「睛明」と名付けられた。

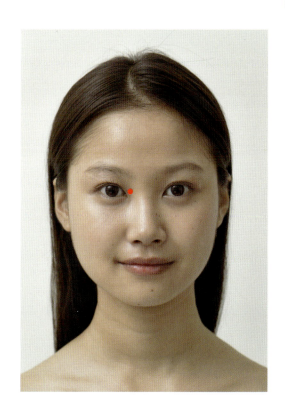
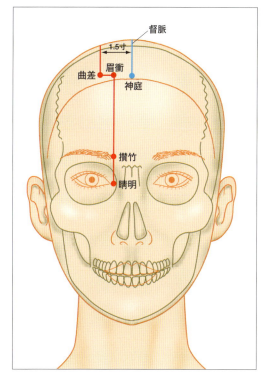

足太陽膀胱経

*BL2 攢竹 さんちく Cuánzhú

● **作用**
風邪を去り眼を明るくする（祛風明目）

● **主治**
視力低下、ドライアイ、眼瞼痙攣、眼の充血・腫脹・疼痛・掻痒感、めまい、頭痛、前額部痛、顔面麻痺

● **位置**
眉毛の内端の陥凹しているところ

● **取穴法**
眉毛の内端から外方約0.1寸の眉毛中を、示指や中指の指腹にやや圧をかけて触診すると眼窩上切痕の陥凹部に触れることができるので、正確にその部位で取穴する

美容の効用

瞼の浮腫、眼周部の皺、眼周部のくま、眼瞼下垂

● **解剖**
M ：眼輪筋、前頭筋、皺眉筋
MN：顔面神経
SN：眼神経（滑車上神経）
BV：滑車上動脈

● **刺針法**
下方または外方に向け横刺で0.3〜0.5寸、上方に向けて斜刺で0.1〜0.2寸

経穴名の由来

「攢」は「集合する」という意味であり、「竹」は「眉毛」の形を「竹の葉」に見立てて形容されたものである。本穴は眉頭に位置することから「攢竹」と名付けられた。

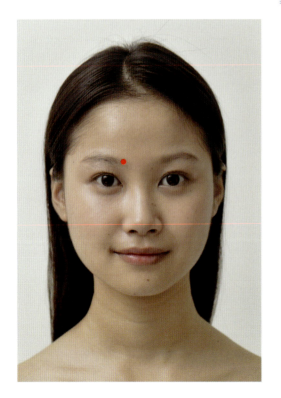

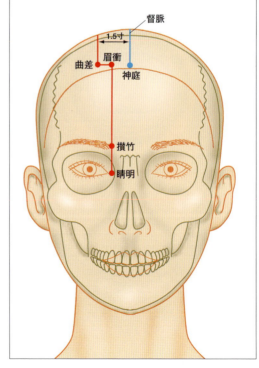

足太陽膀胱経

＊ BL3
眉衝 びしょう Méichōng

● 作用
風邪を去る（祛風）、眼鼻の通りを良くする（通竅）、頭をすっきりさせる（清神）

● 主治
頭痛、めまい、視力低下、眼の充血、腫脹、疼痛、鼻閉

● 位置
攢竹の直上で前髪際の上0.5寸のところ

● 取穴法
はじめに正中線上で前髪際の上0.5寸に神庭を取り、攢竹の直上で前髪際の上0.5寸、神庭と同じ高さのところに眉衝を取る

― 美容の効用 ―
前額部のたるみ・皺

● 解剖
M　：前頭筋
MN：顔面神経
SN：眼窩上神経
BV：眼窩上動脈、滑車上動脈

● 刺針法
横刺で0.3～0.5寸

― 経穴名の由来 ―
「衝」は「衝動」を意味しており、本穴は眉の上部に位置し、足太陽経の経気の衝動が到達する部位にあることから「眉衝」と名付けられた。

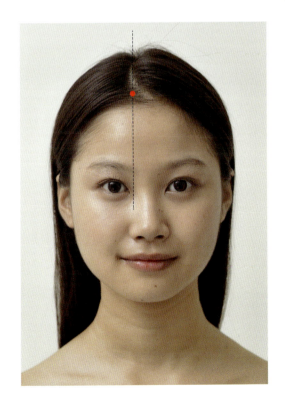
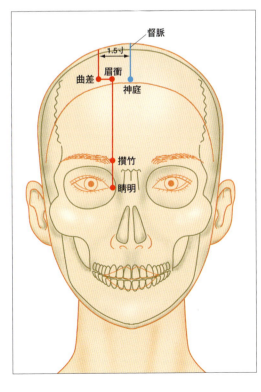

足太陽膀胱経

BL4
曲差 きょくさ Qūchā

美容の効用
前額部のたるみ・皺

● 作用
風邪を去り眼鼻の通りを良くする（祛風、通竅）

● 主治
視力低下、めまい、眼の痛み、鼻閉、頭痛

● 位置
正中線上で前髪際の上0.5寸のところから左右に1.5寸のところ（神庭と頭維を結ぶ線の内側1/3のところ）

● 取穴法
はじめに正中線上で前髪際の上0.5寸に神庭を取る。次に額角髪際の直上0.5寸に頭維を取り、神庭と頭維を結んだ線を3等分し、内側1/3のところに曲差を取る

● 解剖
M　：前頭筋
MN：顔面神経
SN：眼窩上神経
BV：眼窩上動脈、滑車上動脈

● 刺針法
横刺で0.3～0.5寸

経穴名の由来
「曲」は「曲がる」、「差」は「差異」という意味である。本穴は上行する足太陽経の経絡が眉衝で外側に曲った部位に位置し、足太陽経の循行経路に、縦方向の位置の差が生じることから「曲差」と名付けられた。

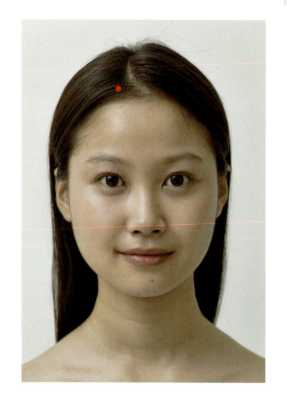

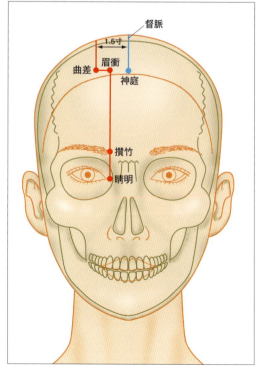

手少陽三焦経

TE17
翳風 えいふう Yìfēng

●作用
風熱の邪を取り払う（疏散風熱）、耳の通りと聴力を改善する（聡耳竅）

●主治
耳鳴、聴覚異常、視力低下、咽喉痛、不眠、顎関節症、顔面痙攣、顔面神経麻痺、頚項部のこわばり

●位置
耳垂後方、乳様突起下端の陥凹部（天容の上方で乳様突起下端と下顎枝の間陥凹部）

●取穴法
耳垂を前方に折り曲げ、乳様突起下端の陥凹部に取る

美容の効用

口や眼の歪み、頬部の浮腫・たるみ

●解剖
- M ：顎二腹筋後腹
- MN：顔面神経
- SN：大耳介神経
- BV：後耳介動脈

●刺針法
直刺で0.5〜1.2寸

経穴名の由来

「翳」は「羽毛の扇」のことで、「耳介」の形を「扇」に見立てて形容されたものであり、「風」は「音声」を形容したものである。耳の後下方に位置し、ここに刺針すると主として耳鳴りを治療することから、本穴は「翳風」と名付けられた。

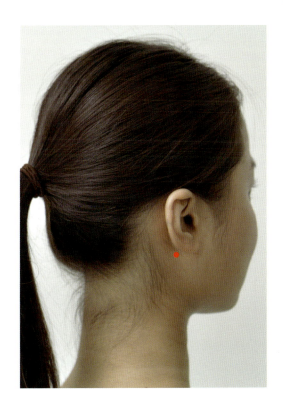
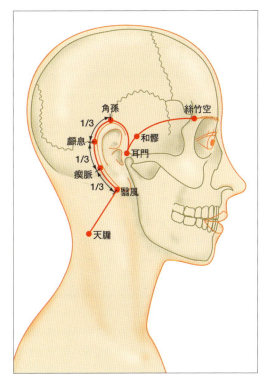

手少陽三焦経

TE18
瘛脈 けいみゃく Chìmài

●作用
熱を清し、痙攣を鎮め、耳の通りを改善する（清熱、解痙、通竅）

●主治
偏頭痛、耳鳴、難聴、視力低下、小児のひきつけ

●位置
乳様突起の中央、翳風と角孫を耳に沿って結んだ線の下から1/3のところ

●取穴法
はじめに耳介の直上で髪際のところに角孫を取り、翳風と角孫を耳に沿って結んだ線を3等分し、下から1/3のところに瘛脈を取る。耳後髪際で外耳孔とほぼ同じ高さにあたる

●解剖
M ：後耳介筋
MN：顔面神経
SN：大耳介神経
BV：後耳介動脈

●刺針法
横刺で0.3〜0.5寸

経穴名の由来

「瘛」は「ひきつけ」「痙攣」を意味しており、「脈」は「経脈」という意味である。本穴は後耳介動脈の上に位置し、主として小児のひきつけや痙攣を治療することから「瘛脈」と名付けられた。

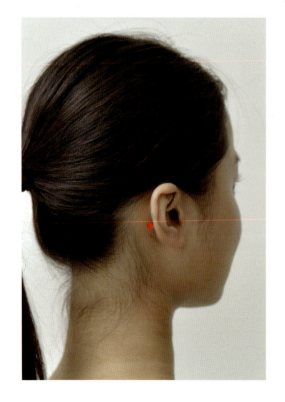

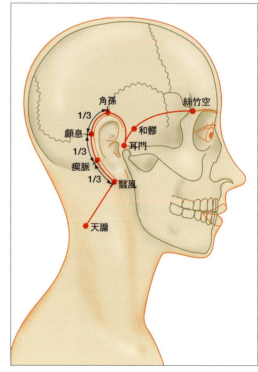

手少陽三焦経

TE19
顱息 ろそく Lúxī

● 作用
風邪を去り、耳の通りを改善する（散風、通竅）

● 主治
偏頭痛、耳鳴、小児のひきつけ

● 位置
翳風と角孫を耳に沿って結んだ線の上から1/3のところ

● 取穴法
はじめに耳介の直上で髪際のところに角孫を取り、次に耳後髪際で外耳孔とほぼ同じ高さに瘈脈を取る。耳後髪際の耳輪に沿った弧線上で、瘈脈と角孫の中点に顱息を取穴する

― 美容の効用 ―
顔面浮腫、顔面痒み、口や眼の歪み、にきび・吹き出物、皮膚を潤沢にする作用があり、顔面部の皮膚の乾燥、皺の改善に用いられる

● 解剖
M ：―
MN：―
SN：大耳介神経
BV：後耳介動脈

● 刺針法
横刺で0.3〜0.5寸

― 経穴名の由来 ―
「顱」は「頭部」、「息」は「息をつく」すなわち「休止」「終息」という意味である。本穴は頭部に位置し、主として、頭痛、小児のひきつけなどを治療することから「顱息」と名付けられた。

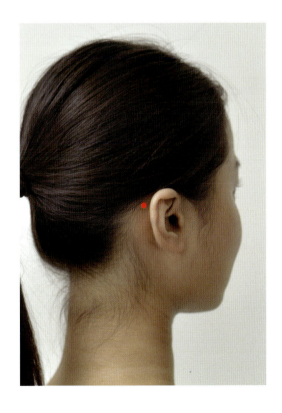

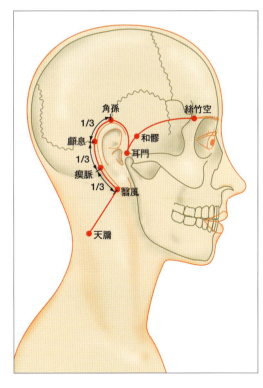

手少陽三焦経

TE20
角孫 かくそん Jiǎosūn

●作用
熱を清し風邪を去る（清熱散風）、頭をすっきりさせて眼を明るくする（清頭明目）

●主治
偏頭痛、耳部の腫脹・疼痛、耳鳴、眼の充血・腫脹・疼痛、歯痛、頚項部のこわばり

●位置
耳介の尖端の直上で髪際のところ
別説：耳介を前に折り曲げたときに、耳介の尖端が当るところの直上で髪際のところ

●取穴法
耳介の直上で髪際のところに取る

美容の効用
脱毛の予防と改善

●解剖
M ：上耳介筋
MN：顔面神経
SN：耳介側頭神経
BV：浅側頭動脈

●刺針法
横刺で0.3〜0.5寸

経穴名の由来
「角」は耳の上角（耳尖）を意味し、「孫」は「孫脈」すなわち絡脈の分枝を意味している。本穴は耳尖を側頭部に密着させた部位に位置し、同時にこの部位から手少陽経の絡脈の分枝が分れ出ていることから、本穴は角孫と名付けられた。

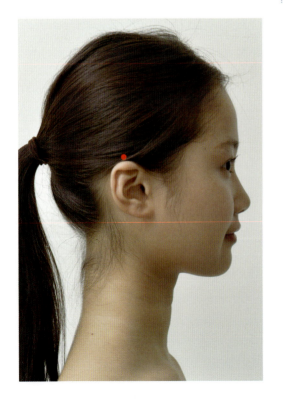
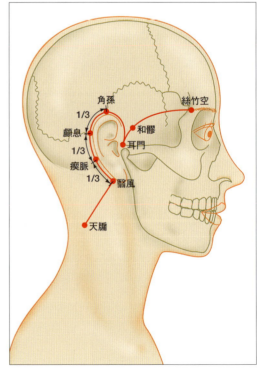

手少陽三焦経

✱ TE21
耳門 じもん Ěrmén

●作用
耳の通りと聞こえを改善する（開竅益聡）

●主治
耳鳴、難聴、顎関節症、頚部・顎部のこわばりと痛み、顔面神経麻痺、歯痛

●位置
耳珠の前上方で、下顎骨の下顎頭後縁の陥凹部。聴宮の直上0.5寸

●取穴法
はじめに口を軽く開けさせ、耳珠と顎関節後縁の間に現れる陥凹部に聴宮を取り、その直上約0.5寸の珠上結節の前の陥凹部に耳門を取る。動脈（浅側頭動脈）が拍動しているのに触れることができるので、口を開けさせた状態で正確にその部位で取穴する

美容の効用

口部・顎部の歪みを改善する

●解剖
M ：—
MN：—
SN：耳介側頭神経
BV：浅側頭動脈

●刺針法
直刺で0.5〜1寸、下方に向けて斜刺で1〜1.5寸

経穴名の由来

本穴は耳の前に位置するため、「耳の門戸」と形容され「耳門」と名付けられた

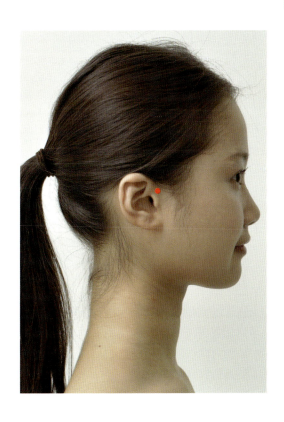

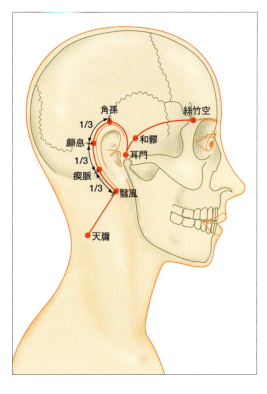

手少陽三焦経

＊ TE22
和髎 わりょう Héliáo

●作用
風邪を去る（風）、通絡（経絡を通す）

●主治
偏頭痛、頭重、顎関節症

●位置
もみあげの後方、耳介の付け根の前方、浅側頭動脈の後方

●取穴法
後兌髪際で耳介根の前、浅側頭動脈拍動部に取る。外眼角とほぼ同じ高さにあたる

美容の効用
口や眼の歪み、頬部・顎部の浮腫・たるみ

●解剖
M ：前耳介筋
MN：顔面神経
SN：耳介側頭神経
BV：浅側頭動脈

●刺針法
斜刺あるいは横刺で0.3～0.5寸

経穴名の由来
「和」は「調和する」、「髎」は「骨の陥凹部」という意味である。ここに刺針すると、耳、鼻、眼、口の各器官の機能を維持、増進、回復させ、調和させる作用を発揮することから、本穴は「和髎」と名付けられた。

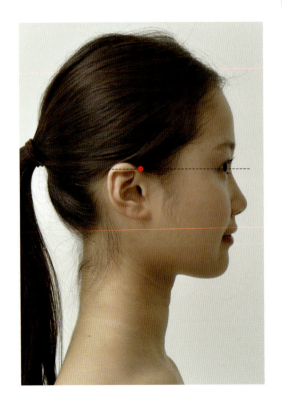
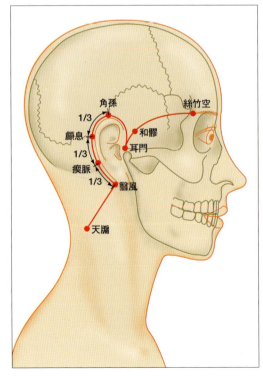

手少陽三焦経

✱ TE23
絲竹空 しちくくう Sīzhúkōng

●作用
風邪を去り痛みを止める（散風止痛）、頭をすっきりさせ眼を明るくする（清頭明目）

●主治
偏頭痛、めまい、目の充血・疼痛、眼瞼痙攣、顔面神経麻痺

●位置
眉毛外端の陥凹部

●取穴法
眉毛の外端の陥凹部に取穴する

美容の効用

顔面部の浮腫、目尻・額部の皺の改善

●解剖
M　：眼輪筋
MN：顔面神経
SN：上顎神経
BV：浅側頭動脈

●刺針法
下方あるいは外方に向けて横刺で0.5〜1寸

経穴名の由来

「絲竹」は「細い竹の葉」という意味で、形から見立てて「眉毛」を形容したものであり、「空」は陥凹している部分を指す。本穴は眉毛の外端の陥凹部に位置することから「絲竹空」と名付けられた。

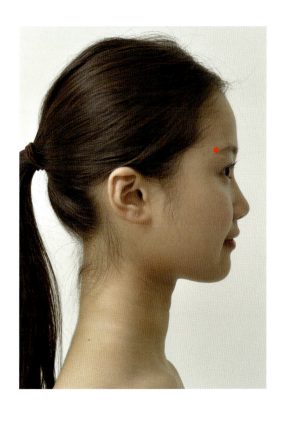
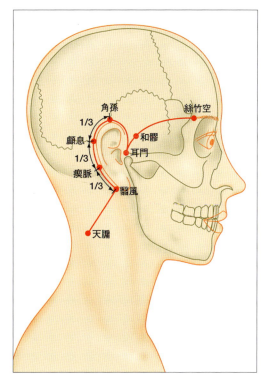

足少陽胆経

＊GB1
瞳子髎 どうしりょう Tóngzǐliáo

●作用
風熱の邪を去る（疏散風熱）、眼を明るくし痛みを止める（明目止痛）

●主治
眼の充血・疼痛、ドライアイ、流涙、視力低下、顔面痙攣、顔面神経麻痺、頭痛

●位置
外眼角の外方0.5寸で眼窩外側縁の陥凹部

●取穴法
眼を閉じさせた状態で外眼角の皺が終わるところにある陥凹部に取る

― 美容の効用 ―

外眼角部の皺、瞼の浮腫、眼の周囲のくま、眼の下のたるみ、口や眼の歪み、額部のにきび・吹き出物

●解剖
M ：眼輪筋
MN：顔面神経
SN：上顎神経
BV：頬骨眼窩動脈

●刺針法
横刺で0.3〜0.5寸

経穴名の由来

「瞳子」は「瞳孔」、「髎」は「骨の陥凹部」という意味である。本穴は瞳孔の外方の眼窩外側縁の陥凹部に位置することから「瞳子髎」と名付けられた。

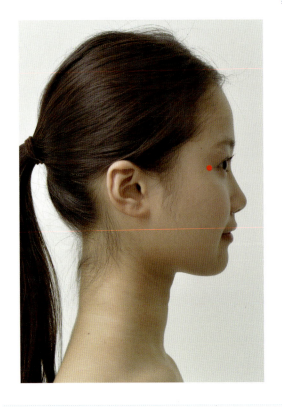

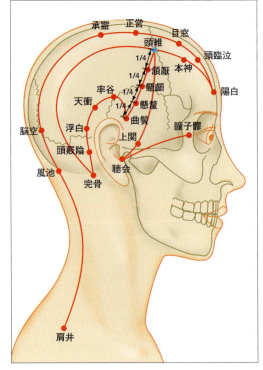

足少陽胆経

*GB2
聴会 ちょうえ Tīnghuì

●作用
耳の通りと聞こえを改善する（開竅益聡）

●主治
耳鳴、難聴、顎関節症、歯痛、顔面痙攣、顔面神経麻痺

●位置
耳珠の前下方の陥凹部。口を開けたときにできる陥凹部

●取穴法
はじめに口を軽く開けさせ、耳珠と顎関節後縁の間に現れる陥凹部に聴宮取り、その直下の陥凹部に聴会を取る。動脈（浅側頭動脈）が拍動しているのに触れることができるので、口を開けさせた状態で正確にその部位で取穴する

美容の効用

口部・顎部の歪み、頬部のたるみを改善する

●解剖
M ：—
MN：—
SN：耳介側頭神経
BV：浅側頭動脈

●刺針法
直刺で 0.5〜1 寸　口を開けさせた状態で刺針する

経穴名の由来

「会」には「集まる」という意味があり、本穴は耳の前に位置し、ここに刺針すると音声が集まり聴覚機能を改善することができることから「聴会」と名付けられた。

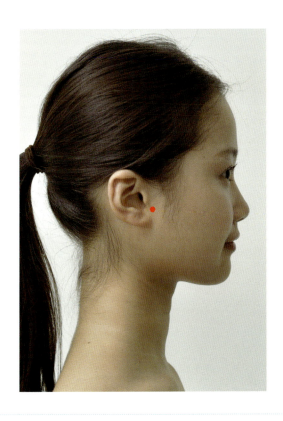
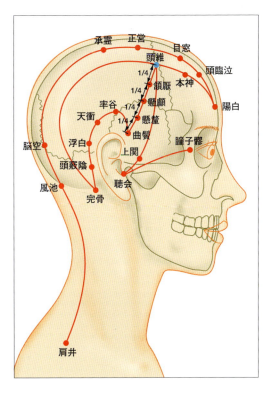

足少陽胆経

GB3 上関 じょうかん Shàngguān

●作用
熱を清し風邪を去る（清熱散風）、顎関節の開きを改善する（開竅牙関）

●主治
偏頭痛、顎関節症、顔面神経麻痺、三叉神経痛、顔面痙攣、耳鳴、歯痛、小児のひきつけ

●位置
頬骨弓中央の上際。下関の直上の陥凹部

●取穴法
耳の前、頬骨弓の上際、下関の直上で軽く口を開くとできる陥凹部に取る

美容の効用

口や眼の歪み、にきび・吹き出物、眼窩部のたるみと皺の改善

●解剖
M ：側頭筋
MN：三叉神経
SN：耳介側頭神経
BV：頬骨眼窩動脈

●刺針法
直刺で 0.3～0.6 寸　深刺は禁忌

経穴名の由来

本穴は頬骨弓を挟んで「下関」の上方に位置することから「上関」と名付けられた。

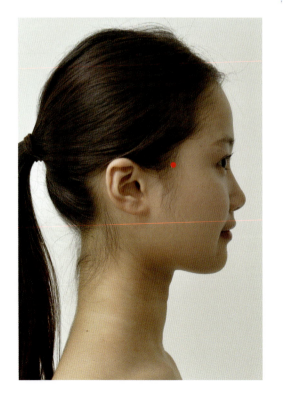

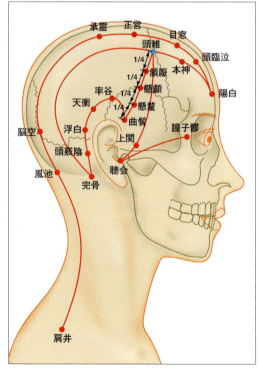

足少陽胆経

＊GB4
頷厭 がんえん Hànyàn

●作用
熱を清し風邪を去る（清熱散風）、痛みを止める（止痛）

●主治
偏頭痛、めまい、外眼角痛、頸項部痛、耳鳴

●位置
頭維と曲鬢を結ぶ曲線上、頭維から 1/4

●取穴法
はじめに額角髪際の直上 0.5 寸に頭維を取り、次に後兌髪際の直上で、耳尖と同じ高さに曲鬢を取り、頭維と曲鬢を結ぶ弧線の上 1/4 のところに頷厭を取る

美容の効用

眼や口の歪み、額部・眼瞼の皺・たるみ

●解剖
M　：側頭頭頂筋、側頭筋
MN：顔面神経、三叉神経
SN：耳介側頭神経
BV：浅側頭動脈前枝

●刺針法
後方に向けて横刺で 0.5～0.8 寸

経穴名の由来

「頷」は「うなづく」、「厭」は「煩わしい」「不快」という意味である。ここに刺針すると、頭項部痛で首が動かしにくい状態やうなづくことができない状態を治療することができることから、本穴は「頷厭」と名付けられた。

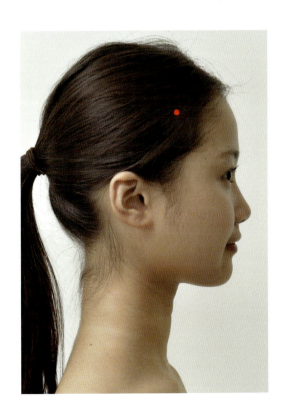

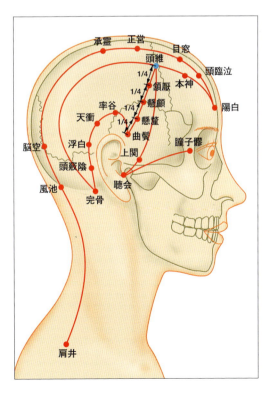

足少陽胆経

GB5
懸顱 けんろ Xuánlú

●作用
熱を清し風邪を去る(清熱散風)、痛みを止める(止痛)

●主治
頭痛、偏頭痛、外眼角痛

●位置
頭維と曲鬢を結ぶ弧線の中点

●取穴法
はじめに正中線上で前髪際の上0.5寸に神庭を取る。次にまっすぐ前を見たときの瞳孔の直上で前髪際の上0.5寸に頭臨泣を取り、頭臨泣の外方で頭臨泣から神庭までの距離と同じところに頭維を取る。続いて後兌髪際の直上で、耳尖と同じ高さに曲鬢を取り、頭維と曲鬢を結ぶ弧線の中点に懸顱を取る

美容の効用

顔面部の腫脹、眼や口の歪み、額部・眼瞼の皺・たるみ、外眼角の皺

●解剖
M ：側頭頭頂筋、側頭筋
MN：顔面神経、三叉神経
SN：耳介側頭神経
BV：浅側頭動脈前枝

●刺針法
後方に向けて横刺で0.5～0.8寸

経穴名の由来

「懸」には「吊り下げる」という意味があり、「顱」には「頭」という意味がある。本穴は鬢の毛の曲がったところで、側頭に吊るされているようであり、頭痛、頭重などを治療することから「懸顱」と名付けられた。

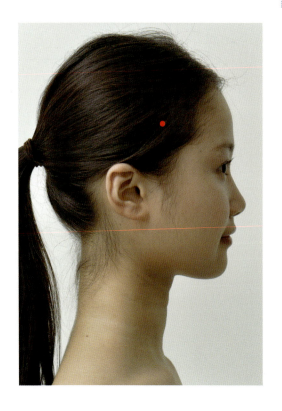

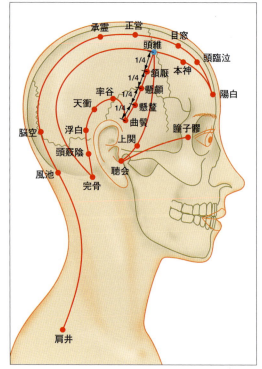

足少陽胆経

＊GB6
懸釐 けんり Xuánlí

●**作用**
熱を清し風邪を去る（清熱散風）、痛みを止める（止痛）

●**主治**
頭痛、偏頭痛、外眼角痛、耳鳴

●**位置**
頭維と曲鬢を結ぶ弧線の下1/4のところ

●**取穴法**
はじめに正中線上で前髪際の上0.5寸に神庭を取る。次にまっすぐ前を見たときの瞳孔の直上で前髪際の上0.5寸に頭臨泣を取り、頭臨泣の外方で頭臨泣から神庭までの距離と同じところに頭維を取る。続いて後兌髪際の直上で、耳尖と同じ高さに曲鬢を取り、頭維と曲鬢を結ぶ弧線の下1/4のところに懸釐を取る

美容の効用
顔面部の腫脹、眼や口の歪み、額部・眼瞼の皺・たるみ、外眼角の皺

●**解剖**
M ：側頭頭頂筋、側頭筋
MN：顔面神経、三叉神経
SN：耳介側頭神経
BV：浅側頭動脈前枝

●**刺針法**
後方に向けて横刺で0.5〜0.8寸

経穴名の由来
「懸」には「吊り下げる」という意味があり、「釐」は「訂正する」「改善する」という意味である。本穴は頭部の両側に位置し、ここに刺針すると、主として頭痛、めまいを治療することができることから「懸釐」と名付けられた。

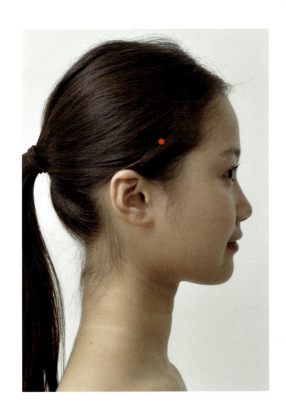

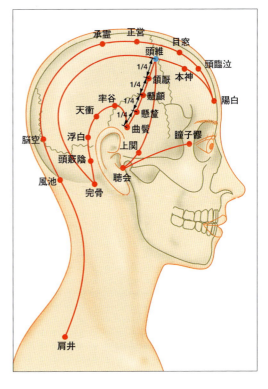

229

足少陽胆経

* GB7
曲鬢 きょくびん Qūbìn

●作用
熱を清し風邪を去る（清熱散風）、経絡の機能を賦活し痛みを止める（活絡止痛）

●主治
頭痛、偏頭痛、顎関節症、眼の充血・腫脹・疼痛、耳鳴

●位置
耳の前の後兌髪際の垂線と耳尖からの水平線の交点

●取穴法
後兌髪際の直上で、耳尖と同じ高さに曲鬢を取る。角孫の前ほぼ1寸にあたる

> **美容の効用**
> 顔面部の腫脹、眼周部のくま、眼や口の歪み、頬部・眼瞼の皺・たるみ

●解剖
M ：側頭頭頂筋、側頭筋
MN：顔面神経、三叉神経
SN：耳介側頭神経
BV：浅側頭動脈

●刺針法
後方に向けて横刺で0.5～0.8寸

> **経穴名の由来**
> 「鬢」は左右側面の耳ぎわの髪を指し、本穴は耳ぎわの髪の部位に位置し、同時にこの部位から、足少陽の経絡の走行が率谷の方向に曲ることから、本穴は「曲鬢」と名付けられた。

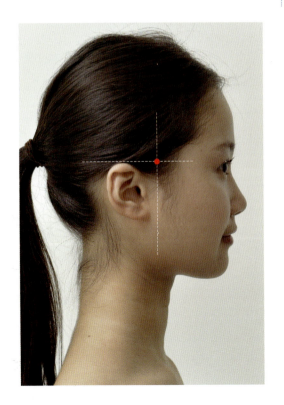
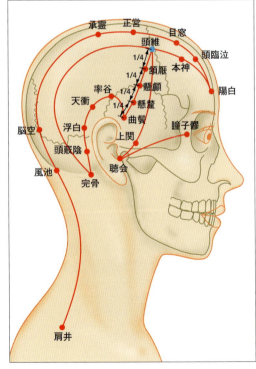

足少陽胆経

*GB8
率谷 そっこく Shuàigǔ

● 作用
風熱の邪を去る（祛風熱）、胸膈を開く（利胸膈）

● 主治
頭痛、片頭痛、悪心嘔吐、めまい、眼の充血・腫脹、疼痛、小児のひきつけ

● 位置
耳尖の直上、髪際の上 1.5 寸

● 取穴法
耳尖の直上、髪際の上 1.5 寸に取る

> **美容の効用**
> 毛髪が生えるのを促進し脱毛を予防する、円形脱毛症、ふけ

● 解剖
M　：側頭頭頂筋、側頭筋
MN：顔面神経、三叉神経
SN：耳介側頭神経、小後頭神経
BV：浅側頭動脈の枝

● 刺針法
横刺で 0.5 〜 0.8 寸

> **経穴名の由来**
> 「率」には「率いる」「沿う」という意味があり、「谷」は「陥凹部」を指している。本穴は頭頂骨、側頭骨、蝶形骨の 3 つの骨が縫合する陥凹部に位置し、取穴の際には、耳尖の上方で髪際から 1.5 寸の陥凹部を、指で擦上して探り出すことから、本穴は「率谷」と名付けられた。

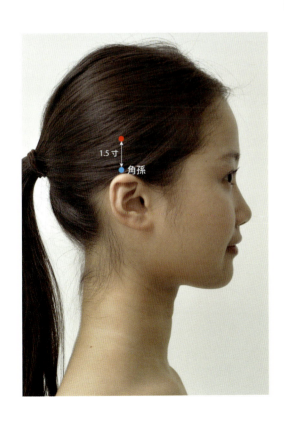

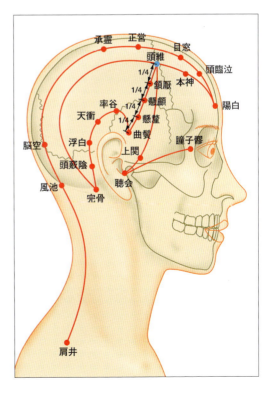

足少陽胆経

GB13
本神 ほんじん Běnshén

● 作用
風邪を去り熱を清する（疏風清熱）

● 主治
頭痛、めまい、眼の充血・腫脹・疼痛、項頸部のこわばりと疼痛、片麻痺

● 位置
神庭から左右に3寸のところ（神庭、曲差、本神、頭維は1.5寸ずつ等間隔にある）

● 取穴法
はじめに正中線上で前髪際の上0.5寸に神庭を取り、次にまっすぐ前を見たときの瞳孔の直上で前髪際の上0.5寸に頭臨泣を取り、頭臨泣の外方で頭臨泣から神庭までの距離と同じところに頭維を取る。続いて神庭と頭維を直線で結んで3等分し、外側から1/3のところに本神を取る

美容の効用

額部のたるみと皺の改善

● 解剖
M ：前頭筋
MN：顔面神経
SN：眼窩上神経
BV：眼窩上動脈

● 刺針法
後方へ向けて横刺で0.3〜0.5寸

経穴名の由来

「本」は「根本」「本領」、「神」は「神志」という意味である。本穴は頭部に位置し、頭部は元神が存在するところである。また、本穴は「神庭」の傍に位置することから「本神」と名付けられた。

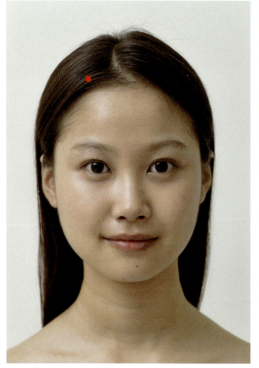

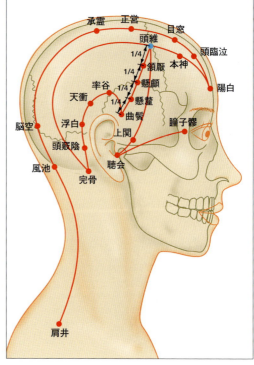

足少陽胆経

GB14
陽白 ようはく Yángbái

●作用
風邪を去り熱を清する（祛風清熱）、頭をすっきりさせ眼を明るくする（清頭明目）

●主治
前頭部痛、めまい、視力低下、近視、眼の疼痛・掻痒感、ドライアイ、迎風流涙、眼瞼痙攣、顔面神経麻痺、項頚部のこわばりと疼痛

●位置
眉毛の中央の上1寸

●取穴法
まっすぐ前を見たときの瞳孔の直上で、眉毛の上約1寸の部位を触診するとわずかな陥凹を感じることができる。この陥凹部を指腹で圧迫すると、ずんと響くような独特の感覚が生じるので、正確にその部位で取穴する

美容の効用
額部のたるみ・皺・くすみを改善する、眼周部のくま、眼瞼下垂

●解剖
M ：前頭筋
MN：顔面神経
SN：眼窩上神経
BV：眼窩上動脈

●刺針法
下方あるいは内方に向けて横刺あるいは斜刺で0.3〜0.5寸。提捏刺入法が適する

経穴名の由来
「白」は「明るい」という意味である。ここに刺針すると視界が明るくなり、前頭部が天陽の光を受けたように明るくなることから、本穴は「陽白」と名付けられた。

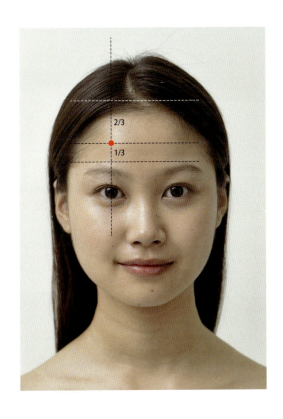

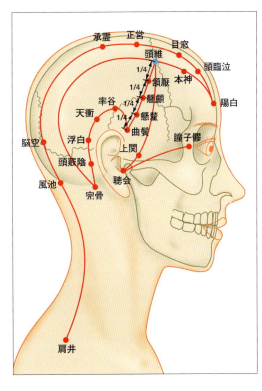

足少陽胆経

GB15
頭臨泣 あたまりんきゅう Tóulínqì

●作用
熱を清し風邪を去る（清熱散風）、目を明るくする（明目）

●主治
頭痛、めまい、迎風流涙、鼻閉

●位置
まっすぐ前を見たときの瞳孔の直上で髪際の上0.5寸のところ

●取穴法
まっすぐ前を見たときの瞳孔の直上で前髪際の上0.5寸、神庭と頭維を結んだ線の中央に取穴する

美容の効用

前額部のたるみ・皺

●解剖
M ：前頭筋
MN：顔面神経
SN：眼窩上神経
BV：眼窩上動脈

●刺針法
横刺で0.3～0.5寸

経穴名の由来

内眼角にある晴明穴と外眼角にある瞳子髎穴は、涙が出るところにあるため「臨泣」と名付けられている。本穴は頭部で眼の上部に位置するため「頭臨泣」と名付けられた。

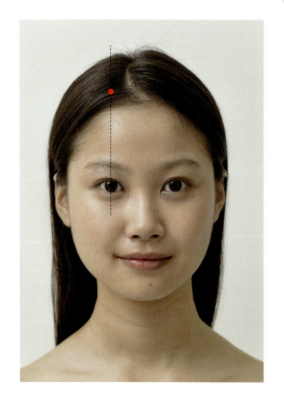

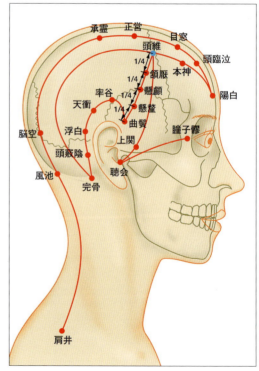

督脈

GV20
百会 ひゃくえ Bǎihuì

●作用
脳を健全にして精神を安定させる（健脳安神）、熱を清し鼻や耳の通りを良くする（清熱開竅）、陽気を昇らせ下垂を防ぐ（昇陽固脱）

●主治
頭痛、脳の疲労、めまい、視力低下、眼の充血、鼻閉、耳鳴、聴覚異常、顎関節症、脱肛・胃下垂・子宮下垂などの臓器の下垂、慢性下痢、片麻痺

●位置
前髪際正中直上5寸（後髪際正中直上7寸）で、左右の耳尖を結んだ線が正中線と交わるところにあたる

●取穴法
左右の耳先を結んだ線が正中線と交わるところに取る。あるいは前髪際と後髪際を結んだ線の中点から前1寸に取る

美容の効用
元気がなく顔色がすぐれないときに用いられる、顔面部のたるみ・皺・肌荒れ・くすみの改善に広く用いられる、眼周部のくま、脱毛、脱眉、口や眼の歪み、習慣的な飲酒による赤ら顔

●解剖
M ：帽状腱膜
MN：—
SN：眼窩上神経、耳介側頭神経、大後頭神経
BV：眼窩上動脈、浅側頭動脈、後頭動脈

●刺針法
横刺で0.5〜0.8寸

経穴名の由来
「百」は「多い」ということを形容しており、「会」には「集まる」という意味があり、「百会」は「百脈が集まる」という意味である。また、頭部は「諸陽の会」とされ、本穴は頭頂の正中に位置し、「三陽五会」のところ（足太陽、手足少陽、足厥陰、督脈が交会する部位）であることから、本穴は「百会」と名付けられた。

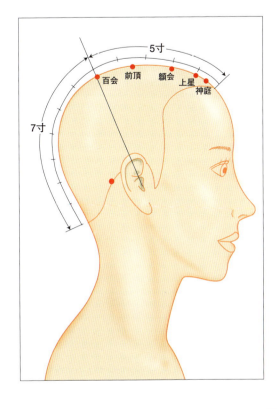

督脈

✳ GV21
前頂 ぜんちょう Qiándǐng

●作用
頭をすっきりさせ風邪を去る（清頭散風）

●主治
頭頂部痛、偏頭痛、めまい、眼の充血・腫脹・疼痛、視力低下、鼻炎、鼻閉、鼻汁、中風、高血圧、浮腫

●位置
百会の前1.5寸（前髪際正中の直上3.5寸）

●取穴法
左右の耳先を結んだ線が正中線と交わるところに百会を取り、その前1.5寸に前頂を取る

美容の効用

顔面部の浮腫・たるみ、眼周部のくま

●解剖
M ：帽状腱膜
MN：—
SN：眼窩上神経
BV：眼窩上動脈

●刺針法
横刺で0.5〜0.8寸

経穴名の由来

「本穴は頭頂の正中にある百会の前に位置することから「前頂」と名付けられた。

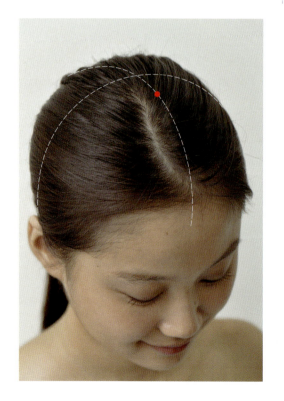
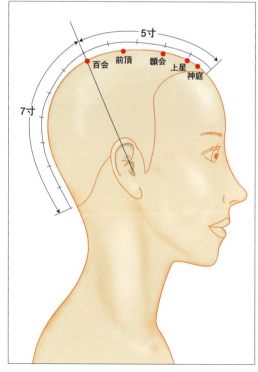

督脈

✻ GV22
顖会 しんえ Xìnhuì

● **作用**
頭をすっきりさせ風邪を去る（清頭散風）

● **主治**
頭痛、めまい、鼻炎、鼻汁、不眠、嗜睡、高血圧、中風、小児のひきつけ

● **位置**
前髪際正中の直上2寸のところ

● **取穴法**
前髪際正中の直上2寸（百会の前1.5寸）に取る

美容の効用

脱毛予防、ふけ、顔の色つやを良くする（悦沢面容）

● **解剖**
M ：帽状腱膜
MN：—
SN：眼窩上神経
BV：眼窩上動脈

● **刺針法**
横刺で0.5〜0.8寸

経穴名の由来

「顖」は「大泉門」のことで、「会」には「集まる」という意味があり、本穴は大泉門が閉鎖された部位に位置する。この部位は1対の前頭骨と1対の頭頂骨が集まって縫合をなしている部位であることから、本穴は「顖会」と名付けられた。

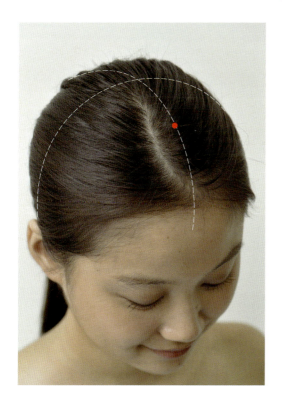

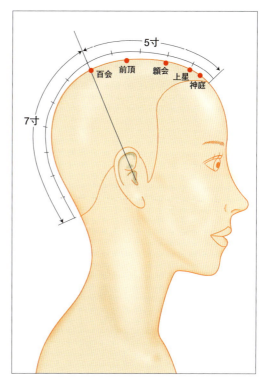

督脈

GV23
上星 じょうせい Shàngxīng

● 作用
風邪を去り熱を清す（疏風清熱）、鼻の通りを良くする（宣通鼻竅）

● 主治
頭痛、めまい、眼の充血・腫脹・疼痛、迎風流涙、近視、視力低下、鼻炎、鼻閉、鼻汁

● 位置
前髪際正中の直上1寸のところ

● 取穴法
前髪際正中の直上1寸に取る

美容の効用

顔面部の浮腫、眼の周囲のくま、顔の色つやを良くする（悦沢面容）

● 解剖
M ：帽状腱膜、前頭筋
MN：顔面神経
SN：滑車上神経、眼窩上神経
BV：滑車上動脈、眼窩上動脈

● 刺針法
横刺で0.5〜0.8寸

経穴名の由来

「本穴は頭の上部に位置していることから、星に届くとたとえられて「上星」と名付けられた。

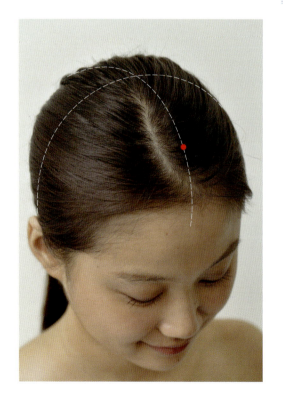
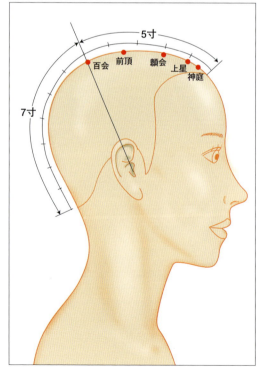

督脈

✱ GV24
神庭 しんてい Shéntíng

●作用
風邪を去り熱を清す（疏風清熱）、鼻の通りを良くする（宣通鼻竅）、精神を安定させる

●主治
頭痛、めまい、眼の充血・腫脹・疼痛、鼻炎、鼻閉、鼻汁、精神不安、不眠症、中風

●位置
前髪際正中の直上 0.5 寸のところ

●取穴法
前髪際正中の直上 0.5 寸に取る

美容の効用

顔面部の浮腫、眼の周囲のくま、顔の色つやを良くする（悦沢面容）

●解剖
M ：帽状腱膜、前頭筋
MN：顔面神経
SN：滑車上神経、眼窩上神経
BV：滑車上動脈、眼窩上動脈

●刺針法
横刺で 0.5 ～ 0.8 寸。下方に向けて斜刺で 0.3 ～ 0.5 寸刺針する方法もある

経穴名の由来

頭部（脳）は「元神の府」であると認識されている。また「庭」は「門庭」「前庭」を意味している。本穴は頭部の前髪際正中に位置することから、「元神の府」の「門庭」にたとえられ、「神庭」と名付けられた。

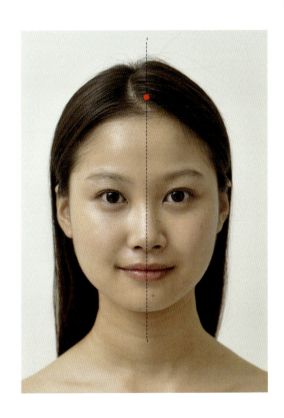

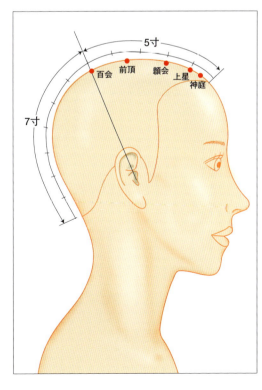

督脈

* GV26
水溝 すいこう Shuǐgōu

● **作用**
熱を清し鼻の通りを良くする（清熱開竅）、痛みを鎮め精神を安定させる（鎮痛寧心）

● **主治**
顎関節症、顔面神経麻痺、腰や背中のこわばりと疼痛、寝違い、小児のひきつけ

● **位置**
人中溝正中を3等分した上1/3のところ

● **取穴法**
人中溝正中を3等分し、上1/3のところに取る

美容の効用

顔面浮腫、顔面部のくすみ・掻痒感、口周部の皺・できもの、顔の色つやを良くし、皺を改善する（除皺悦顔）

● **解剖**
M　：口輪筋
MN：顔面神経
SN：上顎神経
BV：上唇動脈

● **刺針法**
上方へ向け斜刺で0.3～0.5寸

経穴名の由来

本穴は人中溝中に位置することから、「水溝」にたとえられてこの名称が名付けられた。

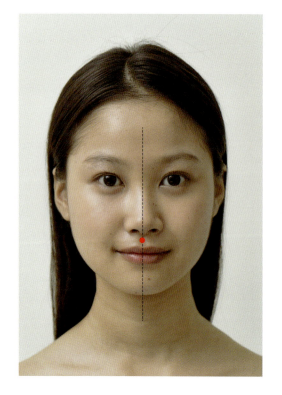
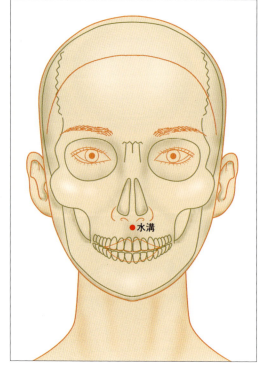

任脈

GV24
承漿 しょうしょう Chéngjiāng

●作用
風邪を去り経絡の通りを活発にする（祛風活絡）、浮腫を消し痛みを止める（消腫鎮痛）

●主治
顔面麻痺、歯痛

●位置
オトガイ唇溝（唇の下の凹んだ部分）正中の陥凹部

●取穴法
オトガイ唇溝正中の陥凹部に取る

美容の効用
前顔面浮腫、肌荒れ、くすみ、口や眼の歪み、口周部と顎部の皺・たるみ・にきび・吹き出物

●解剖
M ：口輪筋、下唇下制筋
MN：顔面神経
SN：下顎神経
BV：下唇動脈

●刺針法
上方へ向け斜刺で0.3～0.5寸

経穴名の由来
「承」は「受ける」、「漿」は「涎」（よだれ）という意味である。本穴は涎が流れ出た時に、それを受ける部位に位置することから「承漿」と名付けられた。

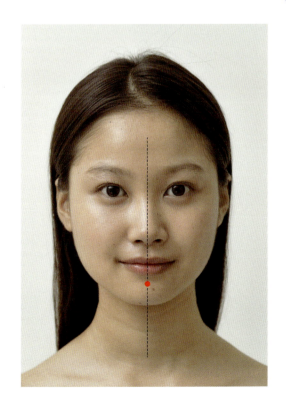
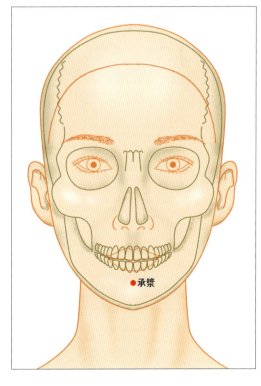

経外奇穴

EX-HN1
四神聡 ししんそう Sìshéncōng

● 作用
脳の働きを活性化させ精神を安定させる（安神益智）

● 主治
頭痛、めまい、耳鳴、不眠、夢を多く見る、健忘症

● 位置
百会から前後左右に各1寸の4箇所

● 取穴法
左右の耳先を結んだ線が正中線と交わるところに百会を取り、その前後左右1寸のところに計4カ所取る

美容の効用

頭部の湿疹、円形脱毛症、脱毛予防

● 解剖
M ：帽状腱膜
MN：—
SN：眼窩上神経、耳介側頭神経、大後頭神経
BV：眼窩上動脈、浅側頭動脈、後頭動脈

● 刺針法
百会の方向へ向け横刺で0.5～0.8寸

経穴名の由来

「四」は四方（前後左右）を指し、頭部（脳）は「元神の府」であると認識されており、ここに刺針すると「健脳益聡」の効能があることから、本穴は「四神聡」と名付けられた。

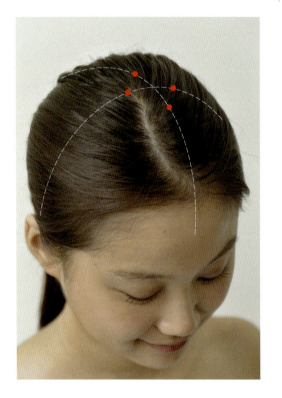
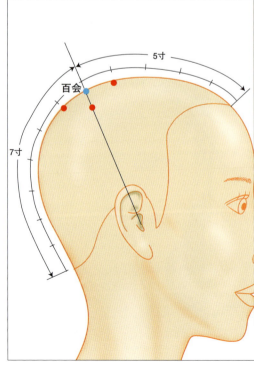

経外奇穴

EX-HN3
印堂 いんどう Yìntáng

● 作用
風邪を去り痛みを止める（祛風止痛）、熱を清し精神を安定させる（清熱安神）

● 主治
頭痛、めまい、眼の充血・腫脹・疼痛、鼻炎、鼻汁、しゃっくり、顔面神経麻痺、三叉神経痛、片麻痺、小児の急性・慢性のひきつけ、不眠、高血圧症

● 位置
左右の眉頭を結ぶ線の中点

● 取穴法
左右の眉頭を結んだ線が正中線と交わるところに取る

美容の効用

口や眼の歪み、額部の皺、眼の周囲のくま、頭部・顔面部のにきび・吹き出物

● 解剖
M ：鼻根筋
MN：顔面神経
SN：滑車上神経
BV：滑車上動脈

● 刺針法
下方に向けて横刺で0.3～0.5寸。左右の睛明、攢竹に透刺。提捏刺入法が適する

経穴名の由来

「堂」は「場所」を意味しており、本穴は古代の人々が紅をつけて装った部位にあることから「印堂」と名付けられた。

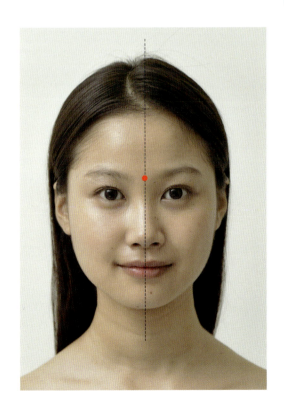
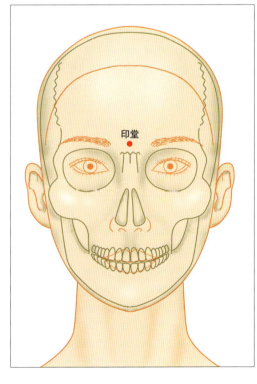

経外奇穴

EX-HN4
魚腰 ぎょよう Yúyāo

●作用
熱を清し眼を明るくする（清熱明目）、痙攣を静め痛みを止める（解痙止痛）

●主治
偏頭痛、眼の充血・腫脹・疼痛、眼精疲労、近視、眼窩上神経痛、眼筋麻痺、顔面神経麻痺

●位置
瞳孔の直上、眉毛中央の陥凹

●取穴法
まっすぐ前を見たときの瞳孔の直上で眉毛のほぼ中央に取る。示指や中指の指腹にやや圧をかけて眉毛の中央を触診すると、わずかな陥凹を感じることができる。この陥凹部を指腹で圧迫すると、ずんと響くような独特の感覚が生じるので、正確にその部位で取穴する

美容の効用
眼瞼痙攣、眼瞼下垂、眼周部のくま、額部と眼周部の皺の改善、額部のにきび・吹き出物、口や眼の歪み、顔の色つやを良くする（悦沢面容）、眉毛が生えるのを促進する

●解剖
M ：眼輪筋
MN：顔面神経
SN：滑車上神経
BV：前頭動脈

●刺針法
直刺で0.1寸　あるいは眉の両則に向けて横刺で0.5寸。横刺には提捏刺入法が適する

経穴名の由来
「魚」はその形から見立てて「眉毛」を形容したものであり、「魚腰」とは魚の腰部（真中のあたり）を意味している。本穴は眉毛の中点に位置することから「魚腰」と名付けられた。

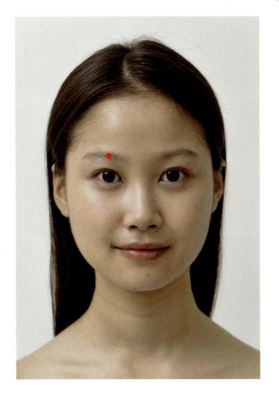
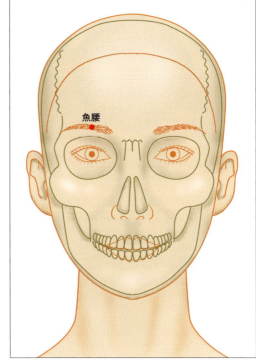

経外奇穴

＊上明 じょうめい Shàngmíng

● 作用
風邪を去り眼を明るくする（明目、祛風）

● 主治
視力低下、ドライアイ、眼瞼痙攣、眼の充血・腫脹・疼痛・掻痒感など、眼科疾患一般に幅広く応用される

● 位置
まっすぐ前を見たときの瞳孔の直上で、眼窩上縁の中央

● 取穴法
まっすぐ前を見たときの瞳孔の直上で、眼球と眼窩上縁の間に取る

美容の効用

瞼の浮腫、眼周部の皺、眼周部のくま、眼の下のたるみ

● 解剖
M ：眼輪筋
MN：顔面神経
SN：眼神経（眼窩上神経）
BV：眼角動脈

● 刺針法
眼球を眼底に向けて軽く圧迫し、眼窩上縁に沿って眼底の方向へ向けゆっくりと0.5〜1寸直刺する

経穴名の由来

眼球の上部に位置し、ここに刺針すると視覚機能が改善され、視界が明るくなることから、本穴は「上明」と名付けられた。

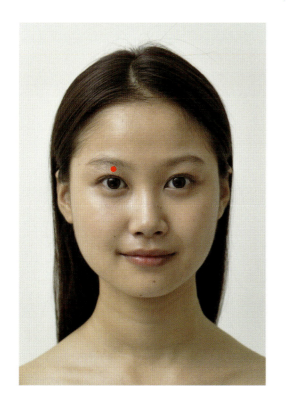
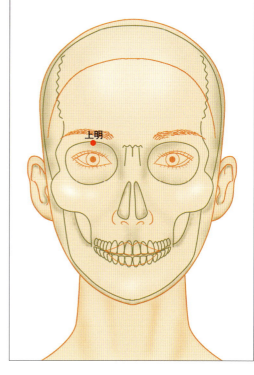

第4部 資料編 ＊Chapter 15 頭顔面部の主要経穴

経外奇穴

EX-HN5
太陽 たいよう Tàiyáng

● **作用**
風邪を去り痙攣を静める（祛風解痙）、熱を清し痛みを止める（清熱止痛）、頭と眼をすっきりさせる（清頭明目）

● **主治**
頭痛、片頭痛、めまい、眼の充血・腫脹・疼痛、眼精疲労、眼瞼痙攣、三叉神経痛

● **位置**
眉毛の外端と外眼角を結んだ線の中央から後方に約1寸の陥凹部

● **取穴法**
眉毛の外端と外眼角を結んだ線の中央から後方に約1寸の陥凹部に取る

美容の効用
眼周部の皺・たるみの改善（除皺益顔）、眼周部のくま、眼瞼下垂、額部のにきび・吹き出物、眼や口の歪み

● **解剖**
M ：側頭筋
MN：三叉神経（下顎神経）
SN：上顎神経頬骨側頭枝
BV：頬骨眼窩動脈、深側頭動脈

● **刺針法**
直刺で0.2～0.3寸、下に向けて斜刺で1～1.5寸、眉毛の外端に向けて横刺で0.5寸などの方法がある

経穴名の由来
「太」は「旺盛」ということを意味しており、「太陽」は陽気が旺盛であるという意味である。頭部は「諸陽の会」であり、陽気が旺盛なために興奮しやすく、頭痛を引き起こすような場合に、ここに刺針すると治療することできることから、本穴は「太陽」と名付けられた。

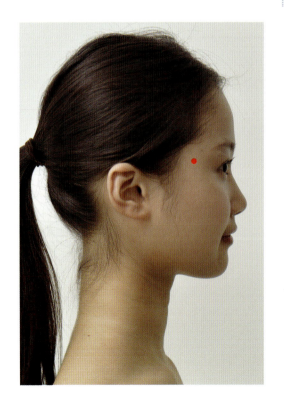

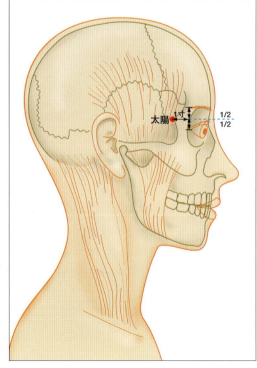

経外奇穴

EX-HN7
球後 きゅうご Qiúhòu

● 作用
熱を清し眼を明るくする（清熱明目）

● 主治
眼の充血・腫脹・疼痛、眼精疲労、近視、その他眼科疾患一般

● 位置
外眼角と内眼角を結んで、外方から1/4の垂線上で、眼窩下縁に取る（承泣の高さに並ぶ）

● 取穴法
軽く眼を閉じてまっすぐ前を見た状態で、眼窩下縁を4等分し、外側から1/4のところに取る

美容の効用

口や眼の歪み、眼瞼浮腫、眼周部のくま・たるみ・皺

● 解剖
M ：眼輪筋
MN：顔面神経の頬骨枝
SN：上顎神経（眼窩下神経の分枝）、
　　毛様体神経節、視神経、眼神経
BV：顔面動脈

● 刺針法
眼球を眼底に向けて軽く圧迫し、眼底の方向へ向けてゆっくりと0.5～1寸直刺する枝

経穴名の由来

「球」は「眼球」、「後」は眼球の後方を意味している。ここに刺針すると、眼球部の後下方に刺激が及ぶため、本穴は「球後」と名付けられた。

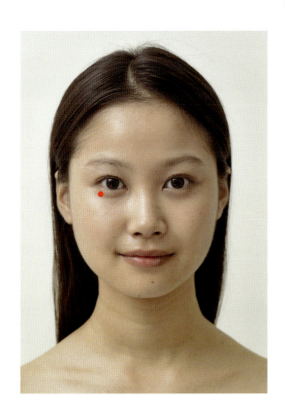

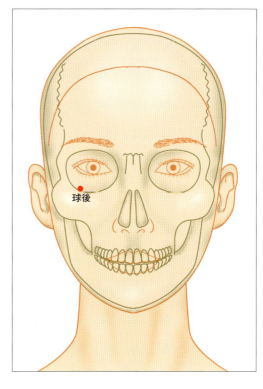

第4部 資料編　*Chapter 15 頭顔面部の主要経穴

経外奇穴

EX-HN8
上迎香 じょうげいこう Shàngyíngxiāng
※別名：鼻通（びつう）

美容の効用
顔面浮腫、たるみ、にきび・吹き出物、ほうれい線の改善

● 作用
熱を清し風邪を去る（清熱散風）、鼻を通す（宣通鼻竅）

● 主治
鼻炎、鼻閉、鼻汁、副鼻腔炎による嗅覚障害など、鼻の疾患全般、顔面痙攣、眼の炎症

● 位置
鼻背上の鼻翼軟骨と鼻骨の境のところ。鼻は1対の鼻翼軟骨に軟骨が付いて外鼻が形成されており、上迎香穴は鼻骨の下端で軟骨が付着しているところにあたる

● 取穴法
鼻唇溝の上端付近で、鼻背上で鼻翼軟骨と鼻骨の境のところに取る

● 解剖
M ：上唇鼻翼挙筋、上唇挙筋、小頬骨筋
MN：顔面神経
SN：上顎神経
BV：眼角動脈、眼窩下動脈の分枝

● 刺針法
内上方へ向けて斜刺で 0.3～0.5 寸

経穴名の由来
本穴は「迎香」の上部に位置することから「上迎香」と名付けられ、また、鼻のつまりを治療することから、別名では「鼻通」と名付けられた。

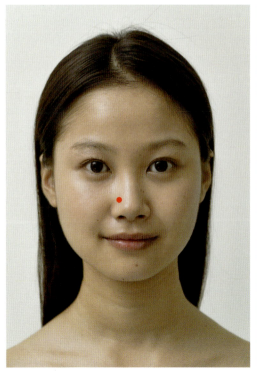
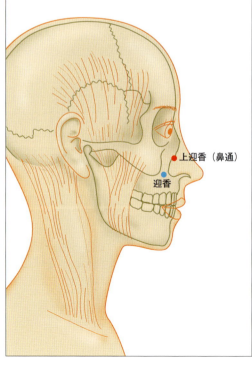

経外奇穴

侠承漿 きょうしょうしょう Jiáchéngjiāng

美容の効用
顔面浮腫、肌荒れ、くすみ、口や眼の歪み、口周部と顎部の皺・たるみ・にきび・吹き出物

●作用
風邪を去り経絡の通りを活発にする（祛風活絡）、浮腫を消し痛みを止める（消腫鎮痛）

●主治
顔面麻痺、三叉神経痛、歯痛

●位置
承漿の両側1寸のところ

●取穴法
承漿の両側1寸に取る

●解剖
M ：口輪筋、下唇下制筋
MN：顔面神経の下顎縁枝
SN：下顎神経（オトガイ神経）
BV：下唇動脈

●刺針法
直刺で0.1～0.2寸

経穴名の由来
「侠」は「傍」を意味しており、本穴は「承漿」の外側に位置するため「侠承漿」と名付けられた。

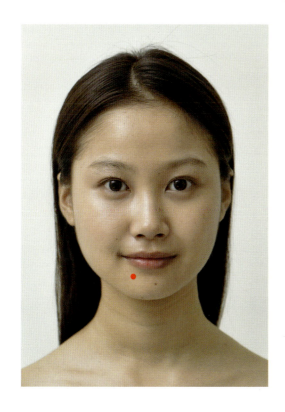
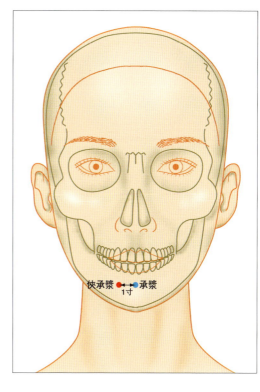

経外奇穴

EX-HN14
翳明 えいめい Yìmíng

●作用
風熱の邪を取り払う（疏散風熱）、耳の通りと聴力を改善する（聡耳竅）

●主治
近視、遠視、ドライアイ、視力低下、眼精疲労、耳鳴、顎関節症、めまい、不眠、精神不安、頚項部のこわばりと疼痛

●位置
翳風穴の後1寸

●取穴法
胸鎖乳突筋の停止部で乳様突起の直下。翳風穴の後約1寸で耳垂とほぼ同じ高さにある陥凹部に取る

美容の効用
口や眼の歪み、頬部の浮腫・たるみ

●解剖
M　：胸鎖乳突筋
MN：顔面神経
SN：大耳介神経、小後頭神経
BV：後耳介動脈

●刺針法
直刺で0.5〜1.2寸

経穴名の由来
「翳」は「翳風」を指し、「翳風」の後部に位置し、ここに刺針すると視覚機能が改善され、視野が明るくなることから「翳明」と名付けられた。

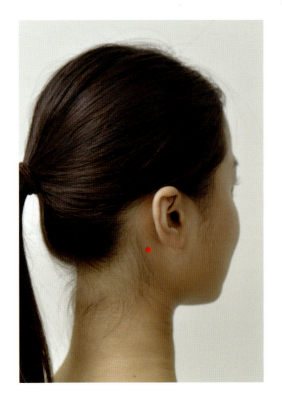

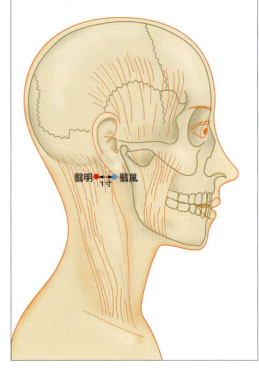

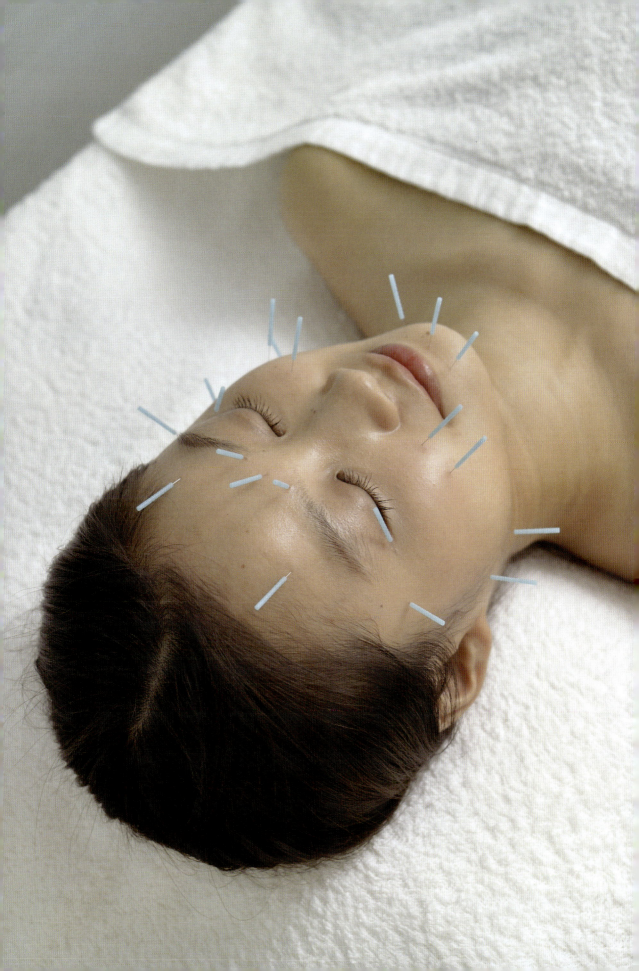

おわりに

　この度は、本書をご購入、ご一読いただきまして誠に有り難うございます。
　本書で最もお伝えしたかったことは、「健康」と「美」はほぼ同じことを意味しているということ、だから鍼灸は「美容」という目的に対しても極めて有効であるということ、そして、美容という利用目的を通じて、私たち鍼灸師は、利用者の健康の維持・増進と疾病予防に寄与することができるということです。

　20世紀には世界大戦などもあり、戦後間もない頃の人々の願望は、十分な食べ物が欲しい、物が欲しい、お金が欲しいなどというものでした。それからの日本はめざましい経済発展を遂げ、21世紀の現代には、生活物資にも恵まれ、人々の生活は豊かになりました。しかし、一方では、「ストレス社会」「少子高齢化社会」と言われ、ストレスに起因する症状や疾患が増加し、人々の寿命が伸びる一方で「健康寿命」とは益々乖離しています。
　そして、このような現況において、人々の願望は、物やお金よりも、「癒されたい」「健康で美しく若々しく長生きをしたい」というものに移り変わり、現代社会では、「人を癒しながら美しく健康にしてくれる考え方、技術、場」に対する関心が益々高まっています。また、世界各地を巡って自身が実感したことは、このような傾向は、日本ばかりではなく、世界中の多くの国や地域にも同様の傾向があるということです。

　人を癒しながら美しく健康にしてくれる考え方、技術、場……それは、まさしく東洋医学、鍼灸、鍼灸師、鍼灸院そのものではないでしょうか。ストレス社会において、滞った気の流れを円滑にすることに最も優れた治療法は、鍼灸ではないでしょうか。私が日本の鍼灸師として世界各地から招かれているのも、そのことが最も大きな理由であると考えています。
　東洋医学と鍼灸には3千年もの悠久の歴史があるとされています。しかし、このような現況から、特定の症状や疾患の治療ばかりでなく、人を癒

しながら美しく健康にすることができる鍼灸は、むしろ、今とこれからの社会における「至宝」であるとも言えるでしょう。同時に、丁寧で繊細な日本の鍼灸（Shinkyu）の施術、および品質と機能性に優れた日本製の鍼灸針は、今、世界各地の専門家から、高い注目を集め始めています。

　つまり、東洋医学と日本の鍼灸には、現代社会における諸問題を治療し、世界を変える力があると言っても過言ではないのです。実際に、自動車、家庭電化製品、時計など、20世紀の日本は、もの作りの分野で世界を席巻し、Made in Japanは世界を大きく変えました。そして、2度目の東京オリンピックを迎える今、今度は、健康サービス、医療サービスを含む「サービス」の分野において世界を変える時が、日本には訪れているのではないでしょうか。

　これまで、私は「一個人」の臨床家として、鍼灸に関する様々な活動をしてきました。しかし、上記のような現況から、これからは世界を巻き込んだ「組織的」な活動が必要になってきます。そこで、一昨年、私は鍼灸師の養成施設である専門学校浜松医療学院の副校長に就任しました。今後は、学校という組織に基盤を広げて、東京から、浜松から、日本から、ライフワークとして、この活動を世界に広げていきたいと考えています。鍼灸で、一緒に世界を良きに変えていきましょう！

Shinkyu from Japan to the world.
Yes, we change the world!

一般社団法人健康美容鍼灸協会理事長
専門学校浜松医療学院副校長
北川 毅

健康美容鍼灸 随時開講中
3日間集中実技セミナー

一般社団法人健康美容鍼灸研究会（健美会）では、「健康で美しくなる美容鍼灸」「How to 美容鍼灸」の著者、北川毅による健康美容鍼灸3日間集中セミナーを随時開講しています。

本セミナーの最大の特徴は、美容鍼灸の第一人者である北川毅による徹底した直接指導です。また、鍼灸以外の技術指導は一切行わず、受講者全員が顔面部に対して円滑で安全に刺針できることを目標として、3日間にわたり、「二指推鍼法」と「養顔鍼法」の実技指導を集中的に行うことが特徴です。

3日目が終了した時点では、初学者でも、顔面部に対して自信を持って円滑で合理的に刺針を行うことができるようになるでしょう。セミナーの日程、具体的な内容、受講費などの詳細につきましては、下記のページをご覧ください。

http://ameblo.jp/kenbi-kai
http://www.hhbsa.org

セミナーの特徴

- **徹底した実技指導**
  北川毅が「二指推鍼法」と「養顔鍼法」の技法を直接指導します。
- **少人数制**
  毎回12人までの少人数制により、徹底した個別指導を目指しています。
- **再受講（聴講）無料**
  習得した技術を確認できるよう、再受講を無料としています（ただし聴講のみ）。
- **受講料分納可**
  まずは学ぶことが重要。受講料の分納や後払いに応じています。

主　　催：一般社団法人健康美容鍼灸協会（健美会）
講　　師：北川毅
開講日時：3日間（10～17時）
会　　場：健康美容鍼灸センター 講習室
　　　　　都営地下鉄大江戸線、東京メトロ南北線麻布十番駅6番出口すぐ
受講資格：鍼灸師（学生可）・医師（学生可）で喫煙を行わない者

お申し込み・お問合せは、お電話かメールにてお願い致します。

YOJO SPA：03-3560-6172
一般社団法人 健康美容鍼灸研究会：kenbikai@nexsite.net

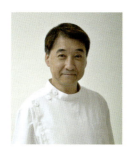

北川 毅 Takeshi Kitagawa

鍼灸師、YOJO SPA オーナー、一般社団法人健康美容鍼灸協会理事長、専門学校浜松医療学院 副校長、チバソム・インターナショナル・ヘルス・リゾート（タイ）ゲストコンサルタント。東京・港区の YOJO SPA にて鍼灸治療と美容鍼灸を実践するかたわら、鍼灸、美容、スパに関する教育、講演、執筆、翻訳、研究まで、幅広く活動中。著書・監修書に、『健康で美しくなる美容鍼灸』『鍼灸師のための健康美容鍼灸』『経穴美顔術』（BAB ジャパン）、『おうちで簡単！ お灸エステ』（三栄書房）など多数。

協力 ● WINDS MODELS、株式会社カナケン、セイリン株式会社
写真撮影 ● 漆戸美保
本文デザイン ● k.k.- さん
装丁デザイン ● 中野岳人

特別協力 ● 西田真

「健美同源」の新しい可能性を拓く
How to（ハウトゥ）美容鍼灸

2017 年 3 月 25 日　初版第 1 刷発行
2021 年 4 月 10 日　初版第 2 刷発行

著　者　　北川毅
発行者　　東口敏郎
発行所　　株式会社 BAB ジャパン
　　　　　〒 151-0073 東京都渋谷区笹塚 1-30-11　4・5F
　　　　　TEL　03-3469-0135　　FAX　03-3469-0162
　　　　　URL　http://www.bab.co.jp/
　　　　　E-mail　shop@bab.co.jp
　　　　　郵便振替　00140-7-116767
印刷・製本　株式会社シナノ

ISBN978-4-8142-0046-7 C2077

※本書は、法律に定めのある場合を除き、複製・複写できません。
※乱丁・落丁はお取り替えします。

BOOK 医学的に正しい美容鍼
コラーゲン誘発鍼の作用機序とエビデンス

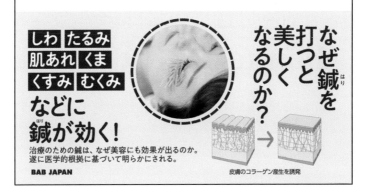

なぜ鍼を打つと美しくなるのか？　しわ、たるみ、肌あれ、くま、くすみ、むくみ、などに鍼が効く！
　鍼灸界に"美容鍼灸"の大ブームを巻き起こした第一人者が、遂に効果の秘密を明らかにした！
治療のための鍼は、なぜ美容にも効果が出るのか？　遂に医学的根拠に基づいて明らかにされる。

- ■第1章　美容鍼のエビデンス　美容鍼のエビデンス／美容鍼の効果の秘密
- ■第2章　皮膚の機能と構造　皮膚の機能／皮膚の構造
- ■第3章　創傷治癒機序　創傷治癒過程／血小板と成長因子について
- ■第4章　コラーゲン誘発鍼　CITと美顔鍼／CIAで期待できる効果／CIAの利点　その他
- ■第5章　美容鍼灸の可能性と展望　新しい鍼灸の可能性／美容鍼灸の本質と展望　その他

■北川毅 著／西田真 監修　■A5判　■152頁　■本体 2,200円＋税

日本の新しい鍼灸針と結びついた繊細で円滑な刺針法!!
DVD 健康美容鍼灸と二指推鍼法

健康美容鍼灸では顔面部の施術が重要になりますが、顔面部は敏感で凹凸が多い複雑な構造をしているため、他の部位よりも繊細で円滑な刺針の技術が求められます。今回このDVDでご紹介する「二指推鍼法」は、北川毅氏が考案した刺針法で、鍼管を使わずに母指と示指で刺針を行います。この刺針法により、特に繊細で円滑な針の操作が実現され、より正確な刺針が可能となります。

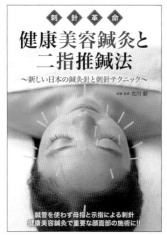

- ●健康美容鍼灸と顔面部に対する刺針（使用する鍼灸針について／短針の特徴と利点／ディスポーザブルタイプの短針／短針の機能性と刺針／切皮痛について／脱鍼管という選択／管鍼法との比較）
- ●二指推鍼法の実際（持ち方と指のトレーニング／二指推鍼法の手順／二指推鍼法の基本原則）
- ●二指推鍼法による刺針（顔面部の経穴に対する刺針／頭部経穴に対する刺針／体幹部に対する刺針／使用する鍼灸針の比較）

■北川直子 実演・解説　■北川毅 監修　■日本東方美容協会 協力
■収録時間 50分　■本体 8,000円＋税

DVD 超入門！美容鍼灸

経絡・経穴理論を活用した注目の美容法！　今、健康だけでなく"美容"を目的とした鍼灸が注目されています。このDVDでは、鍼灸理論を応用し「刺さない針」を用いた自然な手技、円皮針・市販灸によるセルフケアを紹介。免許を持たない一般の方も、ご家庭で手軽に行えます。便利＆わかりやすい！特製『耳ツボMAP』（＋お灸に使えるツボガイド）付

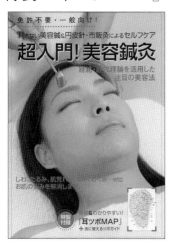

- ■はじめに
- ■美容鍼灸とは？（目的／特徴／注意点）
- ■刺さない針の基礎知識（古代九針／現代の針）
- ■刺さない針の種類と使い方（摩擦針／ローラー針／他）
- ■経絡・経穴について（ツボの基礎知識・活用法）
- ■頭顔面部の経穴と美容法（顔面部の経穴20種と取穴法）
- ■刺さない針による美顔術（額部・顎部・頬部の軽擦／他）
- ■耳ツボダイエット（粒針について／耳の反射療法）
- ■セルフケア（円皮針／市販灸）

■北川毅 指導・出演　■収録時間 60分　■本体 5,000円＋税

BOOK 経穴美顔術

〈美容技術者必携〉東洋美容教本

「押す」「揉む」「擦る」などの手技を用いて経穴を刺激する点穴法を主体とした117手の技法で、"美と健康"を最大限に引き出します。

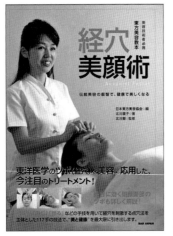

Part1　経穴美顔術概論
　　最先端の伝統美容／経絡と経穴／取穴の方法
Part2　〈実践〉経穴美顔術
　　施術を行うその前に／プラクティカル・経穴美顔術／手順
Part3　頭顔面部の経穴
　　[頭顔面部の経穴／頭顔面部の経絡]（手陽明大腸経・足陽明胃経・督脈・任脈・経外奇穴・その他）
column
　　五臓六腑と西洋医学の臓器が混同される理由とは？／得気とは？／施術のチェックポイントと禁忌事項／その他

■日本東方美容協会 編　■北川直子 著／北川毅 監修
■B5判　■256頁（オールカラー）　■本体2,800円+税

東洋医学の理論を美容に応用したいま注目のフェイシャル・トリートメント！

DVD 経穴美顔術

伝統美容の叡智で、健康で美しくなる

経穴美顔術は、中国で伝統的に行われてきた顔面部の経穴（ツボ）推拿術を基礎に確立された手法で、「押す」「揉む」「擦る」などの手法を用いて経穴を刺激する「点穴法」を主体とした技法が、美しくなるだけでなく、内臓や各器官の機能を整える効果も期待でき、「美と健康」を最大限に引き出します。

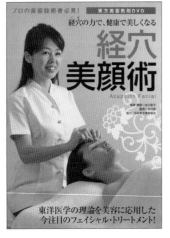

●基本テクニック（点法／按法／揉法／摩法／抹法／推法／拿法／弾法／撃法／その他の技法）
●実践編（百会穴の点穴／上肢内側／上肢外側／胸鎖部・頚肩部／潤滑剤塗布／顔面部全体の軽擦1／額部の施術／鼻部の施術／分推法／点穴法1（遊走点法）／眼周部の施術／点穴法2（二指点穴法）／顔面部全体の軽擦2／頬部の施術／口部の施術／頚部の施術／点穴法3（胃経の点穴法）／耳介の施術／頚部の施術／弾法／点穴法4（五指点穴法）／顔面部全体の軽擦3／頭部の施術

■北川直子 実演・解説　■北川毅 監修　■日本東方美容協会 協力
■収録時間 75分　■本体10,000円+税

DVD　セラピストのための
フルボディ・トリートメント

中国の経絡経穴推拿をベースとした全く新しいオイルトリートメント。それが、このフルボディトリートメントです。全体のプロセスを22のセクションに分けその実際を全て収録。映像ならではの分かりやすい構成になっています。東洋と西洋の理論の融合による、いままでにないリラクゼーションの提示。健康法、またサロンでのトリートメントとして幅広く応用できます。

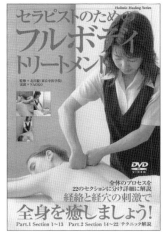

①手順と要点　（上肢内側・手部・上肢外側・前頚部・顔面部・頭部・胸部・腹部・後頭部・その他）
②手順と要点　（後頚部・肩部・背部・腰部・臀部・下肢後面外側・足底・下肢後面内側・頭部）

経絡点穴トリートメント～テクニック解説
（軽擦法・揉捏法・振せん法・その他）

■指導・出演：北川直子
■収録時間80分　　■本体 10,000 円＋税

DVD　セラピストのための
痩身トリートメント

セラピスト、エステティシャン、必見！ 気になる部分を美しく健康的にサイズダウン‼　痩身として要望の高い部分を5つに分け、トリートメントの実際を完全収録。

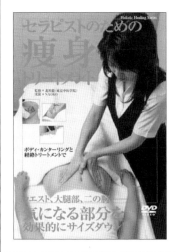

★主な内容
相乗効果で、健康的に痩せる事を目指すボディ・カンターリングと経絡トリートメント
●ボディ・カンターリング（body contouring）
クライアントが「痩せたい」と希望する部分の贅肉を落とすことでサイズダウンをはかるトリートメントテクニック
●経絡点穴トリートメント
中医学（中国伝統医学）の経絡経穴の理論をベースとしたトリートメント手法
●トリートメントテクニック　●点穴法
●トリートメント実技　（背部／下肢後面・殿部／その他）

■指導・出演：北川直子　■収録時間 62 分　■本体 5,714 円＋税

Magazine Collection

アロマテラピー＋カウンセリングと自然療法の専門誌

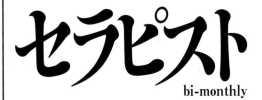
セラピスト bi-monthly

スキルを身につけキャリアアップを目指す方を対象とした、セラピストのための専門誌。セラピストになるための学校と資格、セラピーサロンで必要な知識・テクニック・マナー、そしてカウンセリング・テクニックも詳細に解説しています。
- 隔月刊〈奇数月7日発売〉 ● A4変形判 ● 130頁
- 定価1,000円（税込）
- 年間定期購読料 6,000円（税込・送料サービス）

セラピスト ONLINE

業界の最新ニュースをはじめ、様々なスキルアップ、キャリアアップのためのウェブ特集、連載、動画などのコンテンツや、全国のサロン、ショップ、スクール、イベント、求人情報などがご覧いただけるポータルサイトです。

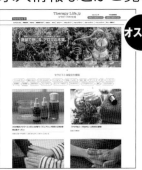

オススメ
- 『記事ダウンロード』…セラピスト誌のバックナンバーから厳選した人気記事を無料でご覧いただけます。
- 『サーチ＆ガイド』…全国のサロン、スクール、セミナー、イベント、求人などの情報掲載。
- WEB『簡単診断テスト』…ココロとカラダのさまざまな診断テストを紹介。
- 『LIVE、WEBセミナー』…一流講師達の、実際のライブでのセミナー情報や、WEB通信講座をご紹介。

 スマホ対応　隔月刊セラピスト公式Webサイト

ソーシャルメディアとの連携
 公式twitter「therapist_bab」　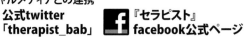 『セラピスト』facebook公式ページ

トップクラスのノウハウがオンラインでいつでもどこでも見放題！

THERAPY COLLEGE
セラピーNETカレッジ

 WEB動画講座

www.therapynetcollege.com　[セラピー 動画]　[検索]

セラピー・ネット・カレッジ（TNCC）はセラピスト誌が運営する業界初のWEB動画サイトです。現在、150名を超える一流講師の200講座以上、500以上の動画を配信中！すべての講座を受講できる「本科コース」、各カテゴリーごとに厳選された5つの講座を受講できる「専科コース」、学びたい講座だけを視聴する「単科コース」の3つのコースから選べます。さまざまな技術やノウハウが身につく当サイトをぜひご活用ください！

 パソコンでじっくり学ぶ！
 スマホで効率よく学ぶ！
 タブレットで気軽に学ぶ！

月額2,050円で見放題！　毎月新講座が登場！　一流講師180名以上の250講座を配信中！！